BEI GRIN MACHT SICH IHR
WISSEN BEZAHLT

Bibliografische Information der Deutschen Nationalbibliothek:

Die Deutsche Bibliothek verzeichnet diese Publikation in der Deutschen National-
bibliografie; detaillierte bibliografische Daten sind im Internet über http://dnb.d-
nb.de/ abrufbar.

Impressum:

Copyright © 2020 GRIN Verlag
Druck und Bindung: Books on Demand GmbH, Norderstedt Germany
ISBN: 9783346237330

Dieses Buch bei GRIN:

https://www.grin.com/document/917180

Tilmann Wörner

Zur Geschichte der Lokalanästhetika im 19. und frühen 20. Jahrhundert

GRIN Verlag

GRIN - Your knowledge has value

Der GRIN Verlag publiziert seit 1998 wissenschaftliche Arbeiten von Studenten, Hochschullehrern und anderen Akademikern als eBook und gedrucktes Buch. Die Verlagswebsite www.grin.com ist die ideale Plattform zur Veröffentlichung von Hausarbeiten, Abschlussarbeiten, wissenschaftlichen Aufsätzen, Dissertationen und Fachbüchern.

Besuchen Sie uns im Internet:

http://www.grin.com/

http://www.facebook.com/grincom

http://www.twitter.com/grin_com

Inhaltsverzeichnis

1 Einleitung

Schon seit jeher war es ein Bestreben des Menschen, den Schmerz zu unterdrücken. Die Einführung der Äthernarkose[1] am 16. Oktober 1846 durch William Thomas G. Morton (1819–1868) in Boston sowie die am 4. November des nächsten Jahres von James Y-oung Simpson (1811–1847) vorgestellte Chloroformnarkose[2] führten dazu, dass Operationen ausgeführt werden konnten, ohne dass der Patient dabei irgendeine Art von Schmerz empfand. Jedoch war diese Betäubung nicht ungefährlich, oftmals hatte sie Komplikationen wie Erbrechen und Laryngospasmen zur Folge. Immer wieder konnte es zu einer gravierenden Beeinträchtigung der Atmung, des Herzens, des Kreislaufs und der Leberfunktion kommen. Mit der Entdeckung der anästhesierenden Wirkung des Alkaloids Cocain aus den Blättern des Strauches Erythroxylon coca Lam. durch den Wiener Ophthalmologen Karl Koller (1857–1944) begann die Geschichte der lokal wirksamen Anästhetika.[3] Nun war es möglich, kleinere Operationen schmerzlos für den Patienten durchzuführen, ohne sich den Gefahren einer Narkose aussetzen zu müssen. Die Entdeckung des Cocains erfolgte im Rahmen der damals in der Pharmazie sehr aktiv betriebenen Alkaloidforschung.[4] Nach der Isolierung des Morphins im Jahre 1803/04 verstärkten sich die Bemühungen, die Wirksubstanzen aus Drogen zu isolieren.[5] Des Weiteren muss die Entdeckung des ersten Lokalanästhetikums im Zusammenhang mit dem Aufkommen einer sich entwickelnden synthetische Chemie und einer sich ausbildenden experimentellen pharmakologischen Forschung betrachtet werden. Bis zur Entdeckung der Sucht des Cocains gab es nur diese Substanz zur lokalen Anästhesie. Sie fand eine rasche, weltweite Verbreitung und wurde vor allem in der Ophthalmologie, Laryngologie und Rhinologie eingesetzt.[6] In kürzester Zeit wurden alle Wege beschritten, die zur lokalen Anästhesie mit Cocainlösungen denkbar waren.[7] Der häufige Ein-

---

[1] Siehe hierzu L. L. BRANDT / G. FEHR (1996).
[2] P. RIDDER (1993), S. 86–93.
[3] Siehe hierzu H. HESSLER (1970), S. 1–10.
[4] Als pharmaziehistorische Dissertation ist hier die Arbeit von J. MÜLLER (1984) zu nennen.
[5] Vgl. W.-D. MÜLLER-JAHNCKE / C. FRIEDRICH / U. MEYER (2005), S. 69f. und A. HELMSTÄDTER / Jutta HERMANN (2001), S. 59–67.
[6] Vgl. H. HESSLER (1970), S. 33–36.
[7] Vgl. H. BRAUN (1907), S. 77.

satz der Substanz führte jedoch zu einer Vielzahl von Zwischenfällen. Wegen der sorg-
losen Anwendung des Cocains in der Medizin und infolge des damals auch in Mode
kommenden Konsums mit Alkohol (Cocainsekt, Cocainlikör) kam es zu zahllosen
schweren Vergiftungserscheinungen und auch Todesfällen. Dies führte zu einer verstärkten Suche nach Cocainersatzstoffen mit geringerem Gefahrenpotential.[8]

1902 wurde das von dem Apotheker Eduard Ritsert (1859–1946)[9] bereits vor zwölf Jahren entdeckte Benzocains als Oberflächenanästhetikum eingeführt. Die Entwicklung
weiterer Lokalanästhetika erfolgte in Zusammenhang mit der Aufklärung der Struktur
des Cocains. Die Abwandlung des Moleküls ermöglichte die Synthese weiterer lokalan-
ästhetischer Arzneistoffe wie Eucain A (1895), Eucain B (1897), Orthoform (1897) und
1903/1904 das Stovain. Allerdings sollten noch zwei Jahrzehnte bis zur Entdeckung eines leistungsfähigen, reizlosen Cocainersatzmittels vergehen. 1905 wurde das Novocain
von dem Chemiker Alfred Einhorn (1856–1917) synthetisiert, das im Vergleich zu Cocain eine ausgeprägtere lokalanästhetische Wirkung bei deutlich geringerer Toxizität
zeigt.[10]

Die Geschichte der Arzneistoffgruppe Lokalanästhetika ist in der Pharmaziehistori-
ographie bislang noch nicht zusammenhängend untersucht worden. Es gibt jedoch einige pharmaziehistorische Arbeiten über das Alkaloid Cocain. Jürgen Müller[11] analysiert
innerhalb seiner historischen Studien zur Konstitutionserforschung der Alkaloide auch
die des Cocains, und die Monographie von Sabine Anagnostou[12] enthält eine ausführliche Darstellung der historischen Verwendung des Coca-Strauches. Bei seiner Untersuchung der Geschichte der deutschen Pharmakopsychiatrie erörtert Frank Hall[13] (1997)
die Verwendungsmöglichkeit des Cocains in der psychiatrischen Therapie. Er beschreibt kurz die Isolierung des Alkaloids aus den Blättern des Cocastrauches sowie die
Entdeckung seiner lokalanästhetischen Wirkung.

---

[8]   Vgl. W.-D. MÜLLER-JAHNCKE / C. FRIEDRICH / U. MEYER (2005), S. 149.
[9]   Zu Leben und Werk von Eduard Ritsert vgl. W.-H. HEIN / H.-D. SCHWARZ (1997), S. 532.
[10] Vgl. W.-D. MÜLLER-JAHNCKE / C. FRIEDRICH / U. MEYER (2005), S. 150f.
[11] Siehe hierzu J. MÜLLER (1985).
[12] Siehe hierzu S. ANAGNOSTOU (2000), S. 96, S. 114, S. 138–141, S. 200f und S. 414.
[13] Siehe hierzu F. HALL (1997), S. 83–86.

4

Bela Issekutz sen. beschreibt in seiner Monographie 'Die Geschichte der Arzneimittelforschung'[14] auch die Entwicklung der Lokalanästhetika, ausgehend vom Cocain bis
zum Lidocain. Das Buch bietet eine detaillierte Beschreibung der Umstände, die zur
Entdeckung der lokalanästhesierenden Wirkung dieses Alkaloids geführt haben. Ausführlich erklärt er die chemischen Strukturveränderungen ausgehend von Cocain, die zu
neuen synthetischen Lokalanästhetika führten. In der pharmaziehistorischen Arbeit
'Drug Discovery. A History'[15] zeichnet der Verfasser Walter Sneader ein sehr ähnliches
Bild der Geschichte der Lokalanästhetika, endet jedoch mit dem Novocain. Das Standardwerk 'Geschichte der Pharmazie II'[16] von Christoph Friedrich und Wolf-Dieter
Müller-Jahnke verweist mehrfach auf den Arzneistoff Cocain und gibt zudem einen
kurzen Abriss über die Anfänge der Geschichte der Lokalanästhetika.

Unter dem Oberbegriff synthetische, auf das Nervensystem wirkende Pharmaka vermit-
telt die 'Arzneimittelgeschichte'[17] einen Überblick über die Entwicklung der lokal wirksamen Anästhetika von Cocain bis zu Lidocain. Bei dieser Entwicklung werden sowohl
die relevanten Personen als auch die chemischen Modifikationen berücksichtigt.

In seiner Monographie 50 Jahre Arzneimittelforschung schildert C[arl] L[udwig] Lautenschläger die Geschichte der Lokalanästhetika. Neben einer kurzen Beschreibung des
aktuellen Stands skizziert er die Innovation in der Chemie und Medizin. An den Anfang
der chemischen Entwicklung der Lokalanästhetika stellt er die Konstitutionsermittlung
des Cocains und beschreibt anschließend die nach dem Vorbild dieses Alkaloids synthe-
tisierten Verbindungen. Anhand der chemischen Veränderungen demonstriert er die
Entwicklung der Stoffgruppe, wobei er bei jeder einzelnen kurz auf die Entdecker und
die beteiligten Firmen eingeht. Der Autor charakterisiert ferner die einzelnen Lokalanästhetika anhand ihrer chemischen Eigenschaften, ihrer Wirkungsstärke und Toxizität.
Seiner Meinung nach waren Cocain und Novocain die wichtigsten Leitstrukturen, die
die Grundlage für die Synthese weiterer Verbindungen bildeten. Auch der wechselseiti-
ge Einfluss zwischen Synthesechemie und Pharmakologie findet Berücksichtigung.

---

[14] Siehe hierzu B. ISSEKUTZ (1971), S. 219–231.
[15] Siehe hierzu W. SNEADER (2005), S. 97f, S. 127–129.
[16] Siehe hierzu C. FRIEDRICH / W.-D. MÜLLER JAHNCKE (2005), S. 540, S.579f und S. 585f.
[17] Siehe hierzu W.-D. MÜLLER-JAHNCKE / C. FRIEDRICH / U. MEYER (2005), S. 147–151.

Nach der Beschreibung der verschiedenen Methoden zur Leitungsunterbrechung der Nerven geht L. am Ende noch auf den Begriff der 'Heilanästhesie' ein. Lokalanästhetika besitzen nicht nur eine anästhetische Wirkung, sondern auch einen antineuralgischen und antiphlogistischen Effekt. Anhand systematischer Versuche seit 1925 haben Ferdinand (1891–1966) und Walter Huneke (1897–1925) diese Wirkungen zu einer eigenen Therapie ausgebaut. Nach der Darstellung der verschiedenen Behandlungsarten zu dieser Therapie führt der Autor noch die physiologische Wirksamkeit detailliert auf.[18]

Eine Reihe von Arbeiten beschäftigt sich mit der Vorgeschichte der Entdeckung des Cocains. Zur Geschichte der Konstitutionsforschung des Cocains existiert eine Studie von Brigitte Hoppe[19]. Sie beschreibt detailliert die Entwicklung der Syntheseversuche. Erst 1885 gelang die Partialsynthese des Cocains, die die Verbreitung des 1884 in die Therapie eingeführten Lokalanästhetikums begünstigte. Der Medizinhistoriker Hans Schadewaldt schildert die Vorgeschichte der Entdeckung des Cocains und untersucht die Frage, warum Albert Niemann es 1859 schaffte, das Cocain in kurzer Zeit zu isolieren, obwohl die richtige Formel erst 1862 von Wilhelm Lossen (1838–1906) ermittelt werden konnte. In seiner Dissertation 'Über eine neue organische Base in den Cocablättern'[20] nannte Niemann bereits fünf Autoren, die bei dem Versuch, das Wirkprinzip der Cocablätter zu isolieren, erfolglos geblieben waren, darunter Heinrich Wilhelm Ferdinand Wackenroder (1798–1854) und James Finlay Weir Johnston (1796–1855) im Jahre 1853, ein Jahr später der mecklenburgische Apotheker Friedrich Gaedcke (1828–1890), des weiteren Andrew Douglas Maclagan (1812–1900) 1856 und der italienische Apotheker Don Enrique Pizzi. Angeblich war der Wirkstoffgehalt der Blätter, die Niemann von dem österreichischen Naturforscher Carl von Scherzer (1821–1903) bekam, der diese auf einer Reise durch Südamerika erworben hatte, in einem erheblichen Maße höher als die der handelsüblichen Blätter. Außerdem weist Schadewaldt darauf hin, dass Scherzer bereits 1862 die anästhesierende Wirkung des Cocains in einem wissenschaftlichen Bericht über die Novarra-Expedition erwähnt hatte.[21] Rudolph Zaunick (1893–

[18] Siehe hierzu C. L. LAUTENSCHLÄGER (1955), S. 393–403.
[19] Siehe hierzu B. HOPPE (1979), S. 9–29.
[20] Siehe hierzu A. NIEMANN (1860).
[21] Siehe hierzu H. SCHADEWALDT (1981), S. 149–157.

1967) klärt in seinem Aufsatz „Zur Vorgeschichte der Kokainisolierung: Der Dömitzer Apotheker Friedrich Gaedcke (1828–1890)"[22] zwei Aspekte der Geschichte des Cocains, die in vielen anderen Studien falsch dargestellt wurden. 1860 gelang Albert Niemann die Isolierung und Reindarstellung des Alkaloids Cocain und 1862 wurde die richtige Summenformel durch Wilhelm Lossen (1834–1861) ermittelt. Zusätzlich würdigt er die Arbeit des Apothekers Gaedcke, der mit der Isolierung eines Gemischs der Coca-Alkaloide dem Hauptprinzip der Coca-Blätter sehr nahe kam.

Eine weitere Anzahl von Arbeiten befasst sich mit der Geschichte der Droge Coca und seiner mythologischen Bedeutung und Verwendung. Thomas Schweer und Hermann Strasser schildern die Geschichte des Wirkstoffs Cocain in den Ursprungsländern. Zur Steigerung der Leistungskraft kauten die Indios bereits um 3000 v. Chr. Cocablätter. Aufgrund der positiven Wirkungen war die Coca den Andenbewohnern heilig, und sie widmeten ihr vielerlei Mythen. Die Autoren stellen differenziert die Entwicklung von Cocain als Wunderdroge zum Unheilmittel dar, wobei sie die Wirkung, den Missbrauch und die Therapie des Cocainkonsums behandeln.[23] Unter dem Titel 'Drogen Pfeilgift und Indianermedizin. Arzneipflanzen aus Südamerika' wird von Bruno Wolters die Geschichte und volksmedizinische Anwendung der Cocablätter untersucht. Ferner geht er auf die heutige Verwendung der Droge im Leben der Indianer, sowie detailliert auf die Geschichte der Droge in Europa und Nordamerika ein.[24] Das 'Handbuch der Rauschdrogen'[25] enthält ebenso eine allgemeine Beschreibung des Kokastrauchs und eine Darstellung seiner Geschichte. Ausgehend von der Entdeckung der lokalanästhetischen Wirkung wird die physiologische und psychische Wirksamkeit des Cocains beschrieben. Unter den Aspekten der Ethnobotanik, Kunst und Chemie betrachten Christian Rätsch und Jonathan Ott die Droge, d. h. die Blätter des Kokastrauchs.[26] Neben der mythologischen Bedeutung beschreiben sie die verschiedenen Arten des Konsumierens von Cocain, sowie die damit verbundenen Rituale. Sie präsentieren Beispiele zur Werbung mit Cocain und Romane über diesen Arzneistoff. Hans Maier untersucht in seiner

---

[22] Vgl. R. ZAUNICK (1956).
[23] Siehe hierzu T. SCHWEER / H. STRASSER (1994).
[24] Siehe hierzu B. WOLTERS (1994), S. 82–99.
[25] Siehe hierzu W. SCHMIDBAUER / J. vom SCHEID (1975), S. 81–89.
[26] Siehe hierzu C. RÄTSCH / J. OTT (2003).

Monographie ausführlich zahlreiche Aspekte des Kokainismus. Bezüglich der Geschichte des Cocains stellt er die historische Entwicklung und die geographische Verbreitung der Cocainkrankheiten vor, er betrachtet die Art und Weise, wie sich das Cocain nach seiner Entdeckung sowohl als Medikament als auch als Genussmittel verbreitet.[27] Unter dem Titel 'Gifte. Geschichte der Toxikologie'[28] wird ausführlich die Geschichte vom Cocain bis zum Novocain abgehandelt, wobei ein besonderes Gewicht auf der Beschreibung der Cocainintoxikation liegt. Der Drogenmissbrauch wird sowohl zeitlich als auch geographisch untersucht. Die Arbeit enthält ein ausführliches Literaturverzeichnis.

Zur Geschichte der örtlichen Betäubung in der Veterinärchirurgie liegt eine Arbeit von I.-I. Magda vor.[29] Sie beschäftigt sich mit den gebräuchlichsten Lokalanästhetika im Veterinärbereich, von Cocain bis zu Novocain. Jedoch postuliert der Verfasser einige den gängigen Lehrmeinungen widersprechende Thesen, so soll nicht Koller der Begründer der örtlichen Betäubung gewesen sein, sondern der russische Wissenschaftler W. K. Anrep. Auch sei die Leitungsanästhesie nicht von Halsted und Oberst entdeckt worden, sondern von N. W. Maklakow und W. K. Anrep.

Lokalanästhetika werden außerdem in Arbeiten zur Geschichte der Anästhesie behandelt. Da die Geschichte der Lokalanästhetika hier nur einen Teilaspekt darstellt, wird das Thema nur am Rande bearbeitet. Hier sind die Studien von Thomas E. Keys[30], Bernt Karger-Decker[31], Paul Ridder[32], Paul Siedler[33] und F.-W. Sydow[34] zu nennen. Keys bietet auf fünf Seiten eine kurze Geschichte der Lokalanästhetika. Er beginnt mit der Geschichte des Cocains und endet mit der Entdeckung des Novocain durch Einhorn 1904. Von den Anfängen der örtlichen Betäubung über die Isolierung des Cocains bis zur Entdeckung des Novocains erstreckt sich die Geschichte der Narkose und der Lokalanästhesie von Karger-Decker. Ausführlich erläutert dieser die verschiedenen Methoden

---

[27] Siehe hierzu H. MAIER (1926).
[28] Siehe hierzu M. AMBERGER-LAHRMANN / D. SCHMÄHL (1988), S. 33–46.
[29] Siehe hierzu I.-I. MAGDA (1960).
[30] Siehe hierzu T. KEYS (1963), S. 61–66.
[31] Siehe hierzu B. KARGER-DECKER (1984), S. 180–229.
[32] Siehe hierzu P. RIDDER (1993).
[33] Siehe hierzu P. SIEDLER (1914), S. 92–95.
[34] Siehe hierzu F. -W. SYDOW (1971), S. 38–53.

der Anästhesie und deren Entdecker, deren Kurzbiographie er vorstellt. Die Monographie von Ridder behandelt eingehend die zu den Lokalanästhetika veröffentlichten Aufsätze, die der Autor auch jeweils bewertet. Neben der Entdeckung der lokalanästhetischen Wirkung des Cocains analysiert er zudem die Ursachen, die dazu geführt haben und die Art und Weise, wie das Wissen über die praktische Anwendung aufgenommen und in die medizinische Praxis Eingang fand. Die Arbeit von Paul Siedler gibt ebenfalls einen kurzen Überblick über die Entdeckung der lokalanästhetischen Wirkung des Cocains und der Entwicklung von Ersatzstoffen hin zum Novocain und Stovain.

F.-W. Sydow beschreibt in seinem medizinhistorischen Beitrag 'Geschichte der Lokal- und Leitungsanästhesie' exakt die Entwicklung vom Cocain zum Lidocain. Neben der Erwähnung fast aller für dieses Thema relevanten Personen bewertet er die die Entwicklung der Lokalanästhesie unter dem Gesichtspunkt ihrer Gefährlichkeit für den Patienten.

Im Folgenden sollen noch einige Übersichtsarbeiten zum Thema Lokalanästhetika vorgestellt werden. Hier sind die Beiträge von Karl-Dieter Hoffmann[35], Bernard Unterhalt[36] und Rüdiger Meyer[37] zu nennen. Hoffmann beschreibt die Entwicklung der Koka von der heiligen Inka-Pflanze zur illegalen Droge, wobei er einen ausführlichen Bericht über die heutige Drogenproblematik mit ihren Vertriebswegen, Konsumenten und Gründen darlegt. Unterhalt gibt einen kurzen Abriss zur Geschichte des Cocains und Meyer behandelt sich mit den massiven Intoxikationserscheinungen des Alkaloids.

Mit der Arzneimittelgruppe der Lokalanästhetika beschäftigten sich bisher nur medizinhistorische Arbeiten. Die Dissertationen von Inge Krüssmann[38], Mary Zemaitis[39], Elisha Ben-Zur[40], Herbert Hessler[41], Michael Dosch[42] und Ronald Dietmar Gerste[43] untersuchen die Entdeckung der lokalanästhetischen Wirkung des Cocains unter unter-

---

[35] Siehe hierzu K.-D. HOFFMANN (1995), S. 36–44.
[36] Siehe hierzu B. UNTERHALT (1998), S. 54.
[37] Siehe hierzu R. MEYER (1994), S. 9–14.
[38] Siehe hierzu I. KRÜSSMANN (1947).
[39] Siehe hierzu M. ZEMAITIS (1957).
[40] Siehe hierzu E. BEN-ZUR (1960).
[41] Siehe hierzu H. HESSLER (1970).
[42] Siehe hierzu M. DOSCH (1976).
[43] Siehe hierzu R. GERSTE (1985).

schiedlichen Aspekten. In ihrer Arbeit schildert Krüssmann die Geschichte der Anästhesie bis zur Entdeckung der lokalanästhesierenden Wirkung des Cocains. Nach der Beschreibung der Cocainvergiftung behandelt sie zu den Cocainersatzstoffen bis zum Larokain jeweils Entdecker, chemische Eigenschaften und Anwendungsmöglichkeiten. Es gibt jedoch keine ausführlichen Biographien der erwähnten Personen, und es wurden keine Archive besucht. Der Umfang beträgt 34 Seiten, von denen zwei auf das Literaturverzeichnis entfallen. Zemaitis beschreibt die Vorläufer der chirurgischen Anästhesie sowie die Entdeckung der Anästhesie und bezieht hier auch die Cocaingeschichte mit ein. Die Studie umfasst 106 Seiten, davon entfallen 28 Seiten auf das Literaturverzeichnis, das entsprechend den Hauptkapiteln untergegliedert ist. Zu einem großen Teil basiert die Untersuchung auf Primärquellen, sie enthält jedoch keine Biographien über die erwähnten Personen. Die medizinhistorische Promotionsschrift von Ben-Zur schildert die Geschichte der Anästhesie bis zur Entdeckung des Cocains und beschreibt die medizinische Anwendung des Alkaloids sowie dessen Vergiftungsproblematik. Zudem enthält sie eine kurze Auflistung der synthetischen Ersatzstoffe des Cocains bis hin zum Novocain. Im Mittelpunkt der Untersuchung steht die Klärung des Prioritätsstreites zwischen den Entdeckern des ersten Lokalanästhetikums. Die Dissertation umfasst jedoch nur 43 Seiten, von denen vier Seiten Literaturangaben enthalten, biographische Analysen fehlen ebenso wie Archivbesuche. Hessler untersucht in seiner Monographie die genauen Umstände, die zur Entdeckung des Cocains als erstem Lokalanästhetikum führten. Auf 52 Seiten (6 Seiten Literaturverzeichnis) zeichnet er diesen Weg nach und beschreibt detailliert die Beziehungen zwischen Karl Koller (1857–1944), Sigmund Freud (1856–1939) und Leopold Königstein (1859–1924). Zu den beiden Erstgenannten liefert der Autor eine kurze Beschreibung von Jugend und Studium. Ausführlich wird der Beginn der Lokalanästhesie mit Cocain anhand der erschienen Aufsätze in den medizinischen Fachzeitschriften untersucht. Außerdem wurden Akten des Universitätsarchivs in Heidelberg ausgewertet. Die medizinhistorische Promotionsschrift von Dosch analysiert den Wandel der therapeutischen Anwendung von Lokalanästhetika. Ausgehend von Cocain als erstem Lokalanästhetikum skizziert er die Weiterentwicklung dieser Arzneimittelgruppe bis zum Novocain unter den Aspekt der Verwendung in der Therapie. Die Relevanz der Lokalanästhetika für die Entzündungstherapie wird ebenso wie das Sekundenphänomen[44] und die Neuraltherapie[45] behandelt. Die Arbeit umfasst 111 Seiten, in denen ein 23-seitiges Literaturverzeichnis enthalten ist, das auch ungedruckte Quellen, die sich im Besitz des Vaters von Dosch befanden, aufführt. Ausführliche biographische Abgaben fehlen jedoch.[46]

In seiner Monographie 'Die Entwicklung der Anästhesie im Spiegel der medizinischen Fachzeitschriften des 19. Jahrhunderts' erläutert Gerste die Einführung der Lokalanästhetika bis zu den ersten Cocainersatzstoffen Eukain und Orthoform. Anhand der Veröffentlichungen in den damaligen medizinischen Zeitschriften rekonstruiert er die Einführung des ersten Lokalanästhetikums Cocain. Der Autor untersucht ferner die Rolle der Fachzeitschriften für die Durchsetzung von Neuerungen auf dem Gebiet der Schmerzausschaltung und damit letztendlich für die Entwicklung der Therapie. Der Umfang der Arbeit beträgt 156 Seiten, es gibt ein achtseitiges Literaturverzeichnis, jedoch keine ausführlichen Biographien. Alle diese Dissertationen bieten keine wesentlich neuen Erkenntnisse. Die Entdeckung der lokalanästhetischen Wirkung des Cocains und seine Einführung in die Therapie werden zwar ausführlich beschrieben, indes die übrigen Lokalanästhetika nur kurz abgehandelt. Auch finden sich zu den Entdeckern keine Biographien.

Die Dissertationen von Hans Mente[47], Barbara Rupp[48], Aleksander Sokolow[49], Roman Kudella[50] und Mikhail Liakhovitski[51] aus dem Bereich der Zahnmedizin behandeln die Einführung der Lokalanästhesie in ihrem Fachgebiet. Mente beschreibt in seiner Monographie die Anästhesieversuche vor der Entdeckung des Cocains und bezeichnet diese als wenig praktikabel. Es folgt eine Schilderung der Entdeckung des Cocains mit

---

[44] Das Sekundenphänomen gehört zur Neuraltherapie. Ein solches Störfeld, das in irgendeiner Körperregion ein Krankheitsbild entwickelt, kann durch Injektion eines Lokalanästhetikums ausgelöscht werden. Siehe hierzu M. DOSCH (1976), S. 57–75.
[45] Die Neuraltherapie ist eine Behandlungsmethode zur Einwirkung auf erkrankte Organsysteme mittels Injektionen von Lokalanästhetika im Segmentbereich des Organs und Schmerzpunkten. Vgl. H. HESSLER (1970), S. 56.
[46] M. DOSCH (1976), S. 81.
[47] Siehe hierzu H. MENTE (1922).
[48] Siehe hierzu B. RUPP (1978).
[49] Siehe hierzu R. KUDELLA (1989), S. 40–72.
[50] Siehe hierzu A. SOKOLOW (1989), S. 45f.
[51] Siehe hierzu M. LIAKHOVITSKI (2007).

der Isolierung durch Albert Niemann (1834–1861) und Wilhelm Lossen (1838–1906). Der Autor nennt die Vor- und Nachteile der Ersatzpräparate für Cocain und beschreibt mögliche Vergiftungen durch das Alkaloid. Die Autorin der Dissertation 'Zur Geschichte der Anästhesie in der Zahnheilkunde' beginnt mit einer Gegenüberstellung von Lokalanästhesie und Narkose. Außerdem verweist sie auf Komplikationen, die mit einer Allgemeinnarkose verbunden sein können. Auf 11 Seiten gibt sie ferner einen Überblick über die Geschichte der Lokalanästhesie bis zum Wissensstand in den 1970er Jahren und behandelt dabei die Lokalanästhetika bis hin zum Ultracain. Es gibt 91 Literaturzitate, Archive wurden jedoch nicht besucht. Sokolow geht in seiner Untersuchung nur auf einer Seite auf die Forschung nach neuen Narkosemitteln ein. Auf 32 Seiten schildert Kudella die geschichtliche Entwicklung der Lokalanästhesie zu Beginn der Cocainanästhesie und deren geographischer Ausbreitung. Differenziert veranschaulicht er allerdings die Entwicklung der Lokalanästhetika in Amerika und in Europa. Von den 153 Seiten der Arbeit entfallen 16 auf das Literaturverzeichnis. Es gibt keine Biographien der Entdecker und Archivalien wurden nicht einbezogen. Die Dissertation von Liakhovitski untersucht die Einführung der Lokalanästhesie in die Zahnheilkunde in Russland im 19. Jahrhundert anhand von russischen zahnärztlichen Fachzeitschriften. Schwerpunkte der Arbeit sind der Wissenstransfer der zahnärztlichen Lokalanästhesie nach Russland und die Beteiligung der russischen Ärzte und Zahnärzte an ihrer Einführung. Neben einer allgemeinen Schmerzdefinition erläutert der Autor die Bedeutung des Schmerzes in der zahnärztlichen Praxis und die Problematik der Schmerzbekämpfung. Bei der Darstellung der Versuche zur Entwicklung eines brauchbaren Lokalanästhetikums charakterisiert Liakhovitski kurz die Arzneistoffen Cocain, Eukain, Acoin, Anesin, Orthoform, Nirvanin, Alipin und Novocain. Die Arbeit umfasst 76 Seiten, 148 Eintragungen im Literaturverzeichnis. Sie enthält keine Biographien und als Quellen dienten vor allem russische gedruckte Primärquellen. Diese Dissertationen bieten wie die medizinhistorischen bezüglich Biographien und Archivbesuchen keine neuen Erkenntnisse.

Zusammenfassend ist zu sagen, dass alle Lokalanästhetika, die nach dem Cocain bis zum Lidocain eingeführt wurden, fast nur in pharmakologischen Werken Erwähnung finden. Die Vorgeschichte der Entdeckung der lokalanästhetischen Wirkung des Cocains und die Entdeckung selbst ist zwar häufig beschrieben und untersucht worden, jedoch auch mit vielen Unstimmigkeiten. Die Dissertationen enthalten fast keine Biographien der Forscher und es sind kaum Archivalien in die Untersuchungen einbezogen worden Es gibt keine neuen Erkenntnisse zu den Lokalanästhetika, die nach dem Cocain eingeführt wurden. Eine arzneigeschichtliche Untersuchung der Geschichte der Lokalanästhetika blieb also bis heute ein Desiderat.

2   Zielstellung

Die Arbeit möchte zur Kenntnis folgender Aspekte der Geschichte der Lokalanästhetika beitragen:

- die Entwicklungs-, Prüfungs-, Einführungs- und Vermarktungsstrategien von Lokalanästhetika unter Berücksichtigung der unterschiedlichen gesundheits- und wirtschaftspolitischen Rahmenbedingungen,
- der Einsatz von Lokalanästhetika in der Medizin,
- die beteiligten Firmen, Personen und staatlichen Institutionen insbesondere im deutschsprachigen Raum

3   Material und Methodik

Eine Einführung in das Thema ermöglichten die Monographien 'Die Geschichte der Arzneimittelforschung'[52] von Béla Issekutz und die 'Arzneimittelgeschichte'[53] von Wolf-Dieter Müller-Jahnke, Christoph Friedrich und Ulrich Meyer sowie 'Drug Discovery. A History'[54] von Walter Sneader und das Standardwerk 'Geschichte der Pharmazie II'[55] von Christoph Friederich und Wolf-Dieter Müller-Jahnke. Dazu kamen Übersichtsarbeiten zu Cocain, Lokalanästhetika und zur Lokalanästhesie[56] sowie ferner ältere Auflagen einschlägiger Pharmakologie-Lehrbücher.[57] Um den derzeitigen wissenschaftshistorischen Forschungsstand erfassen zu können, begann eine umfangreiche Literaturrecherche. Den Ausgangspunkt hierfür bildeten der 'Index wissenschaftshistorischer Publikationen'[58] von Gerhard Fichtner und die 'Medical Bibliographie'[59] von Garrison und Morton. Des Weiteren wurden die Verzeichnisse des Heidelberger Instituts für Geschichte und Ethik der Medizin, des Marburger und des Braunschweiger Instituts für Geschichte der Pharmazie sowie die Greifswalder Schriften zur Geschichte der Pharmazie und Sozialpharmazie, die Düsseldorfer Arbeiten zur Geschichte der Medizin und die Veröffentlichungen in den 'Pharmaziehistorischen Bibliographien' durchgesehen. Eine Internetrecherche brachte eine immense Anzahl an Publikationen. Die Auswertung zeigte jedoch, dass der Schwerpunkt der vorhandenen Literatur zu der Geschichte der Lokalanästhetika auf dem Alkaloid Cocain liegt. Die Vorgeschichte der

---

[52]   Siehe hierzu B. ISSEKUTZ (1971), S. 219–231.
[53]   Siehe hierzu W.-D. MÜLLER-JAHNKE / C. FRIEDRICH / U. MEYER (2005), S. 147–151.
[54]   Siehe hierzu W. SNEADER (2005), S.97f, 127–129.
[55]   Siehe hierzu C. FRIEDRICH / W.-D. MÜLLER-JAHNKE (2005), S. 540, 579f, 585f.
[56]   Siehe hierzu E. BIBRA (1855), A. ZART (1903), L. LEWIN (1924), S. 67–76, C.-L. LUDWIG (1926), K. VOGELER (1942), V. ROBINSON (1946), W. SCHNEIDER (1956), S. 85–88, O. ZEKKERT (1960), H. H. KILLIAN (1964), S. 256–260, P. DOSCH (1973), E. ERIKSSON (1980), K.-L. TÄSCHNER / W. RICHTENBERG (1982), H.-D. SCHWARZ (1984), S. 6, C. MÜLLER-EBELING / C. RÄTSCH (1986), S. 153–157, G. STILLE (1994), S. 45, L. L. BRANDT (1997), R. RAHN (2003), S. 10–13.
[57]   Siehe hierzu H. BRAUN (1907), F. HÄRTEL (1936), E. MUTSCHLER (1975), S. 144–150, J. MEYER / H. NOLTE (1977), K. WERNING (1987), S. 386, H. J. ROTH / H. FENNER (2000), S. 298, E. ERIKSSON (1980) und H. H. KILLIAN (1973).
[58]   Siehe hierzu G. FICHTNER (1992).
[59]   Siehe hierzu L. T. MORTON (1943).

Entdeckung der lokalanästhetischen Wirkung des Alkaloids, die Entdeckung und die damit verbundenen Personen sowie die Einführung in die Therapie, der Kokainismus und seine Erscheinungsformen sind am häufigsten bearbeitet worden, während die weiteren Lokalanästhetika bisher nur kurz charakterisiert wurden.

Zeitschriftenrecherche

An die Auswertung der Übersichtsliteratur soll sich eine systematische Zeitschriftenrecherche anschließen. Folgende Zeitschriften werden zur Untersuchung herangezogen:

- Arzneimittelforschung / Drug Research,
- Die Pharmazie
- Die Münchner Medizinische Wochenschrift
- Die Medizinische Welt
- Die Deutsche Medizinische Wochenschrift

4 Zur geschichtlichen Entwicklung der Lokalanästhetika

4.1 Entwicklung bis zur Entdeckung des Cocains als Lokalanästheticum

4.1.1 Lokalanästhesie vor Cocain

Seit Jahrtausenden ist es ein Anliegen der Menschen, Schmerzen zu lindern. Erste schriftliche Hinweise dafür stammen aus der Zeit 2250 v. Chr., als auf einer babylonischen Tafel eine schmerzstillende Zahnfüllung erwähnt wurde. Vermutlich handelte es sich dabei um Bilsenkraut.[60] Im alten Ägypten wurden getrocknete und kondensierte Häute sowie das Fett von Krokodilen auf die Haut gebracht, um eine örtliche Betäubung zu erreichen.[61] Ein weiteres altes Verfahren zur lokalen Betäubung ist die Kompression von Nervenstämmen. Schon Ärzte aus dem alten Arabien setzten Knebel ein, um damit eine Blutstillung und Empfindungslosigkeit zu erreichen.[62] Dabei wurde dieses Verfahren vor allem durch den arabischen Arzt Avicenna (980-1037) entwickelt.[63]Im 12. Jahrhundert setzte man Kataplasmen von Mohn, Alraunwurzel und Bilsenkraut ein, um die die Haut örtlich empfindungslos zu machen.[64] Dieses Gemisch wurde auch in Form von Ölen und Salben angewendet.[65]

Ein ebenfalls altes, physikalisches Verfahren zur lokalen Schmerzminderung ist Kälte. So gibt es Hinweise darauf, dass die Menschen seit Jahrhunderten oder sogar seit Jahrtausenden verwundete oder schmerzende Stellen kühlem Wasser aussetzten. Eine wis-

---

[60] Vgl. F. POVACZ (2007), S. 94.
[61] Vgl. R. HILDEBRANDT (1951), S. 3.
[62] Vgl. I. KRÜSSMANN (1947), S. 3.
[63] Vgl. R. HILDEBRANDT (1951), S. 2.
[64] Vgl. I. KRÜSSMANN (1947), S. 3.
[65] Vgl. R. HILDEBRANDT (1951), S. 3.

senschaftliche Auseinandersetzung mit diesem Verfahren erfolgte durch den italienischen Anatomen und Chirurgen Marco Aurelio Severino (1580-1656). Dessen Erkenntnisse gerieten jedoch in Vergessenheit bis der englische Chirurg John Hunter (1728-1793) herausfand, dass eine Kältemischung Kaninchenohren unempfindlich machen könne. Der französische Chirurg Dominique Jean Larrey (1766-1842), Chefarzt der napoleonischen Armee, berichtete 1807 darüber, dass bei einer Temperatur von -19 Grad Celsius die Sensibilität an den Extremitäten völlig aufgehoben wird, so dass Amputationen relativ schmerzfrei erfolgen können.[66] Bei der klassischen Lokalanästhesie mit Kälte wird durch das Verdampfen von Flüssigkeiten der Haut Wärme entzogen, wobei die dadurch entstehende Kälte zu einer örtlichen Schmerzarmut führt. Flüchtige Substanzen wie Chloräthyl oder Äther mit einem niedrigen Siedepunkt haben dabei in kurzer Zeit eine örtliche „Vereisung" mit Schmerzausschaltung zur Konsequenz. Im Jahr 1866 berichtete der englische Zahnarzt Benjamin Ward Richardson (1828-1896) über den erfolgreichen Einsatz mit örtlich versprühtem Äther.[67]

Ein Meilenstein für die Entwicklung der bildeten die von Alexander Wood (1817-1884) im Jahr 1853 vorgenommene hyperdermatische Einspritzung mittels einer durchbohrten Hohlnadel. Dank dieser Injektionsspritze war es möglich, Mittel, die bis dahin nur zur allgemeinen Anästhesie eingesetzt wurden (wie Morphin oder Opium), örtlich zu injizieren. Damit wurden einige Erfolge erzielt, die aber mitunter auf die Allgemeinwirkung der Mittel zurückgeführt werden konnten.[68]

4.1.2 Die Cocapflanze

Als Coca bezeichnet man die Blätter von Erythroxylaceen, die verschiedene Alkaloide, insbesondere Cocain, enthalten. Die wichtigste Art ist die Spezies Erythroxylon coca Lamark, die von dem französischen Naturforscher Jean Baptiste Lamark (1744-1829) als erstem bestimmt wurde. Die Cocapflanze ist ein pyramidenförmiger Strauch und

---

[66] Vgl. E. BEN-ZUR (1960), S. 9.
[67] Vgl. A. SCHOLZ (2005), S. 42.
[68] Vgl. I. KRÜSSMANN (1947), S. 3.

kann eine Höhe von über fünf Metern erreichen.[69] In Kulturen wird die Cocapflanze, die in ihrem Aussehen an den Schwarzdorn erinnert, jedoch auf etwa drei Meter zurückgeschnitten.[70] Ihre Heimat liegt in den östlichen Abhängen der Anden.[71] Die Verbreitung der Pflanze wird hauptsächlich durch ihre Empfindlichkeit gegenüber extremen Temperaturen begrenzt. So verlangen die Sträucher eine konstante Wärme zwischen 15 und 20 Grad Celsius. Tiefe Temperaturen führen dazu, dass nur kleine und wertlose Blätter wachsen. Dagegen verlieren die Blätter an heißen Standorten an Kraft und Gehalt. Obwohl auch schon in der Rinde der Cocapflanze Cocain nachgewiesen wurde, kommen für die Gewinnung des Coca-Alkaloids nur die Blätter in Frage. Die dunkelgrünen, ei- oder lanzettförmigen Blätter werden bei den drei existierenden Abarten der Cocapflanze unterschiedlich groß. Maximal sind die Blätter 9,5 cm lang und 4,5 cm breit. Sie sind ganzrandig, kurzstielig und weisen zwei Nebenblätter auf.[72] Neben den Alkaloiden enthalten die Blätter auch Gerbstoffe und verschiedene ätherische Öle enthalten.[73] Die Coca-Blätter können alle vier Monate geerntet werden. Der Anbau und die Ernte waren seinerzeit mit sehr großen Mühen verbunden. Die Indianer mussten von den kühlen Gebirgsregionen in die äußerst heißen Täler herabsteigen, wo es die meiste Zeit regnet. Bei der Ernte wurden die Blätter in lange, schmale Körbe gelegt und auf Lamas abtransportiert.[74]

Die älteste Genussform der Pflanze war das Kauen der getrockneten Blätter, wobei die Blätter zuvor mit Pflanzenasche oder Kalk und Wasser geknetet wurden.[75] Die Pflanzenasche stammt dabei beispielsweise von Maisstengeln oder von der Quinoa (Chenopodium quiona), die auch als Inkareis bezeichnet wird.[76] Durch das Knet-Verfahren wird das an Tannin und Pflanzensäure gebundene Cocain nach und nach freigesetzt.[77] Der Genuss der Blätter war allerdings den Herrschern, Adeligen und Priestern vorbehalten.

---

[69] Vgl. E. BEN-ZUR (1960), S. 15.
[70] Vgl. A. BÜHLER (1958), S. 3046f.
[71] Vgl. E. BEN-ZUR (1960), S. 15.
[72] Vgl. A. BÜHLER (1958), S. 3046f.
[73] Vgl. A. BÜHLER (1958), S. 3046f.
[74] Vgl. S. ANAGNOSTOU (2000), S. 139.
[75] Vgl. H. GEBHARDT (1947), S. 231.
[76] Vgl. S. ANAGNOSTOU (2000), S. 139.
[77] Vgl. H. GEBHARDT (1947), S. 231.

Jedoch wurden sie im Rahmen von religiösen Zeremonien und staatlichen festen auch an das Volk ausgeteilt.[78]

Cocablätter werden seit mindestens 5.000 Jahre verwendet. Die ältesten Funde stammen aus der Umgebung von Lima aus der Zeit von 2500-1800 v. Chr.. Die Tatsache, dass die Stammpflanzenarten nur als Kulturpflanzen bekannt sind und nicht wildwachsend vorkommen, lässt zudem auf ein hohes Alter dieser Züchtungen schließen.[79] Nach dem Untergang des Inkareiches nahm während der spanischen Kolonialzeit der Gebrauch, Handel und Anbau der Coca stark zu. Die katholische Kirche und zunächst auch die spanischen Konquistadores versuchten indes weitgehend vergeblich, das Kauen der Coca-Blätter zu unterbinden. Die europäischen Eroberer gingen bald dazu über, den Coca-Gebrauch zu forcieren, weil sie eine erhebliche Steigerung der Arbeitsleistung bei den Indianern unter Coca-Einfluss konstatieren konnten.[80]

4.1.3 Einführung der Pflanze in Europa

Die Kunde vom Genuss der Cocapflanze gelangte 1499 durch den spanischen Priester Thomas Ortiz nach Europa. In einem Brief an seinen geistlichen Vorgesetzen berichtete Ortiz über den Gebrauch eines Genussmittels durch die Ureinwohner der Nordküste Südamerikas. Von den Ureinwohnern wurde diese Pflanze als ‚hayo' bezeichnet. Der spanische Konquistador Francisco Pizzaro (1476-1541) kam 1533 in nähere Berührung mit der Pflanze.[81] Dessen Sekretär Francisco de Xeres berichtete nach seiner Rückkehr nach Spanien, dass die Ureinwohner bei ihrer schweren Arbeit in den Bergwerken ihre Leistungsfähigkeit durch das Kauen der Cocablätter gesteigert hatten.[82] Zudem war es ihnen möglich, mühelos Hunger und Durst zu ertragen. Aufgrund dieser Wirkungen wurde Cocain von den Ureinwohnern seit jeher als heilig angesehen.[83] Auch der spanische Konquistador Pedro de Cieza de Léon (1515-1560), der im Zeitraum von 1535 bis

---

[78] Vgl. S. ANAGNOSTOU (2000), S. 139.
[79] Vgl. B. WOLTERS (1994), S. 82.
[80] Vgl. S. ANAGNOSTOU (2000), S. 139.
[81] Vgl. E. BEN-ZUR (1960), S. 15.
[82] Vgl. H. KILLIAN (1973), S. 4.
[83] Vgl. M. DOSCH (1976), S. 4.

1552 in verschiedenen Gebieten des ehemaligen Inkareiches weilte, berichtete 1553 über die Leistungssteigerung und anregende Wirkung des Cocagenusses.[84]

4.1.4 Anfängliches Interesse an Cocain in der Medizin

Der mexikanische Arzt Juan de Cardenas (1563-1609) beschrieb in seinem Werk ‚Wunderbare Probleme und Geheimnisse Indiens' die Wirkung des Cocagenusses vom Standpunkt der galenischen Medizin aus. Gemäß de Cardemas sollte die Einnahme bewirken, dass „das Phlegma aus dem Gehirn in den Magen hinabsteigt, dort eine Kochung erfährt und durch die Leber ins Blut gelangt, um in diesem der Ernährung des Körpers zu dienen"[85]. Vom 16. Jahrhundert an wurde die Coca als Therapeuticum vorgeschlagen. Jedoch variierten die Wirkungen in Abhängigkeit der Dosis und Qualität der Blätter sehr stark, so dass die damalige Medizin keine spezifische Indikation fand und die Coca eher als Universalmittel betrachtete.[86] 1609 hielt Garcilaso de la Vago, Sohn eines spanischen Adligen und einer Inkaprinzessin fest, dass die Coca den Körper vor vielen Krankheiten schützt. Dabei würden die einheimischen Mediziner das hergestellte Pulver dafür verwenden, um die Schwellung von Geschwüren zu hemmen und zu mildern. Zudem würde es dafür eingesetzt, um Knochenbrüche zu festigen. Der spanische Jesuit Bernabé Cobo (1582-1657) berichtete davon, dass er zu einem Inka-Mediziner ging, um sich einen entzündeten Backenzahn ziehen zu lassen. Der Mediziner gab ihm stattdessen Cocablätter, woraufhin die Zahnschmerzen verschwunden seien. Auch der Zahn wurde wieder gut. Cobo berichtete weiter, dass Cocablätter, die mit anderen Kräutern und Honig gekocht werden, gegen Magenverstimmung und Übelkeit helfen würden.[87]

Der deutsche Arzt und Botaniker Eduard Friedrich Poeppig (1798-1868) hat im Zeitraum 1827 bis 1832 in Chile und Peru den Cocagenuss bei den dortigen Naturvölkern untersucht. Dabei registrierte er die seelischen, moralischen und körperlichen Auswir-

---

[84] Vgl. S. KNEER (1987), S. 5.
[85] E. BEN-ZUR (1960), S. 16.
[86] Vgl. E. BEN-ZUR (1960), S. 15f.
[87] Vgl. B. WOLTERS (1994), S. 85.

kungen des Cocakonsums.[88] Poeppig schilderte in seinem Werk ‚Reise in Chile, Peru und auf dem Amazonenstrom' (1836), dass sich im Anfangsstadium der Cocainintoxikation zunächst harmlos erscheinende Verdauungsstörungen zeigten, die in schwere Obstipation übergehen. Die weiteren Symptome, die sich zeigen, waren Gelbsucht und Störungen im Zentralnervensystem. Darauf folgten Schlaflosigkeit, Bleichsucht, Appetitlosigkeit im Wechsel mit Heißhunger, Bauchwassersucht sowie Gliederschmerzen mit großen Beulen. Die allgemeine Entkräftung führte schon nach wenigen Jahren zum Tod des Konsumenten.[89] In Europa erlangte der Bericht schon bald nach seinem Erscheinen großes Aufsehen.[90]

Die besondere therapeutische Wirkung von Cocain gelangte 1859 durch die Selbstversuche des Neurologen Paolo Mantegazza (1831-1910) ins Blickfeld der Mediziner und Pharmakologen.[91] In jenem Jahr erschien Mantegazzas Monographie ‚Sulle virtu igieniche e medicali della Coca' (Über die hygienischen Vorzüge der Coca), in der der Genuss der Droge eine geradezu hochrangige Wertschätzung erfuhr. Im Rahmen seiner Selbstversuche kaute Mantegazza Cocablätter oder nahm eine Infusion aus über 60 Gramm Blätter vor.[92] Er konstatierte, dass bei geringen Dosen von Coca nur vermehrte Speichelsekretion, ein Sättigungsgefühl sowie ein Brennen im Mund mit Durstgefühl eintreten. Bei höheren Dosen würde sich über den Augenlidern ein scharf umschriebenes Erythem, ein gesteigerter Puls, Herzklopfen und Ohrensausen zeigen. Auch erkannte Mantegazza, dass der Cocagenuss dem Konsumenten Energie und Kraft spendet.[93] Im Zeitraum von 1860 und 1890 wurden von Mantegazza sämtliche Krankheiten und Schwächezustande mit aus Cocain hergestellte Präparate behandelt. Der Wiener Pharmakologe Karl Damian Ritter von Schroff (1802-1887) zählte das Cocain 1862 zu den Narkotika, ähnlich dem Opium und dem Haschisch, ein. Andere Forscher zu dieser Zeit

---

[88] Vgl. H. HAAS (1981), S. 72.
[89] Vgl. E. BEN-ZUR (1960), S. 16.
[90] Vgl. H. HAAS (1981), S. 72.
[91] Vgl. H. BUESS (1958), S. 3070.
[92] Vgl. H. HAAS (1981), S. 72.
[93] Vgl. E. BEN-ZUR (1960), S. 16f.

reihten das Cocain dagegen unter den Stimulanzien ein. Zudem tendierten zahlreiche Forscher dazu, dem Cocain überhaupt jede spezifische Wirkung abzusprechen.[94]

4.1.5 Isolierung des Cocains

Um das Cocain medizinisch nutzen zu können, war es von großer Bedeutung, das Cocain chemisch zu isolieren. Die Isolierung des Cocains geht dabei auf den Apotheker und Chemiker Albert Niemann (1834-1861) zurück. Niemann erhielt 1859 Cocablätter vom Naturforscher Carl von Scherzer (1821-1903), der im Zeitraum von 1857-1859 an einer Weltumseglung der Fregatte „Novara" teilnahm. Niemann, der 1859/60 im Laboratorium des Chemiker Friedrich Wöhler (1800-1882) in Göttingen arbeitete, gelang als erstem die Isolierung des Hauptalkaloids. In seiner Dissertation „Über eine neue organische Base in den Cocablättern" beschrieb Niemann das Hauptalkaloid und gab ihm den Namen „Cocain".[95] Da Niemann bereits 1861 starb, führte sein Mitarbeiter und Nachfolger Wilhelm Lossen (1838-1906) seine Arbeiten fort, teilweise in Zusammenarbeit mit Friedrich Wöhler.[96]

Schon bereits vor Niemann gab es zahlreiche Versuche, das in den Cocablättern verborgene wirksame Prinzip zu isolieren. Im Rahmen seiner Recherche fand Niemann im „Archiv der Pharmacie" einen 1855 veröffentlichen Beitrag des Apothekers Friedrich Gaedcke (1828–1890). Darin schildert er, wie er durch Erhitzen von Cocainextrakt „und anschließende umständliche chemische Behandlung der Abkochung kleine nadelförmige Kristalle gewann, die er nach dem botanischen Namen der Pflanze – Erythroxylon Coca - als ‚Erythroxylin' bezeichnete"[97]. Jedoch genügten die nach vollständigem Erkalten der Retorte nur spärlich am Glashals haftenden Nadeln nicht, um deren Zusammensetzung und Eigenschaften zu entschlüsseln. Gemäß dem Pharmaziehistoriker Rudolph Zaunick, der sich intensiv mit Gaedckes Leben und Wirken auseinandersetzte, kann davon ausgegangen werden, dass die von Gaedcke isolierte Substanz nur als ein

---

[94] Vgl. H. BUESS (1958), S. 3070.
[95] Vgl. H. KILLIAN (1973), S. 4f.
[96] Vgl. B. HOPPE (1979), S. 13.
[97] B. KARGER-DECKER (1984), S. 192.

Gemisch der Cocaalkaloide anzusehen ist. Auch andere Chemiker verschiedener Nationalität versuchten sich vor und nach Gaedcke vergeblich um die Reindarstellung der Substanz.[98] Niemann wiederum gelang die Isolierung des Cocains in der verhältnismäßig kurzen Zeit von etwa einem Jahr.[99] Dass Niemann dieses Problem lösen konnte, ist u.a. darauf zurückzuführen, das ihm im Gegensatz zu seinen Vorgängern eine große Menge echter, unverdorbener Cocablätter zur Verfügung stand.[100] So hatte Niemann vom Arzt und Forschungsreisenden Carl von Scherzer etwa 60 Pfund Cocablätter erhalten, die mit etwa ein Gramm Cocain pro Pfund Blätter überaus ergiebig waren. Beispielsweise erhielt Lossen später zu Versuchszwecken 40 Pfund Cocablätter, die trotz sorgfältiger Verpackung nur sieben bis acht Gramm Cocain ergaben.[101]

Im Unterschied zu früher entdeckten Alkaloiden ging Niemann zunächst von einer Ähnlichkeit von Cocain und Atropin aus. Niemann beobachtete, dass beim Erhitzen von Cocain mit Salzsäure eine große Menge Benzoesäure entstand. Zugleich stellte Niemann fest, dass beim Verbrennen von Atropin ein Geruch nach Benzoesäure auftrat, der vermutlich durch Oxidation und Abspaltung der durch die weitere Forschung entdeckten Tropasäure zustande kam. Allerdings vermochte Niemann und seine unmittelbaren Nachfolger noch nicht die eigentlich wesentliche chemische Ähnlichkeit der Molekülgrundstruktur zwischen Cocain und Atropin erkennen.[102]

In seiner Dissertation gab Niemann die Formel für Cocain mit $C^{16}H^{20}NO^4$ an.[103] Nach dem Tod Niemanns prüfte Lossen nochmals die bisherigen Ergebnisse wie das Verhalten des kristallinen Cocains gegenüber Reagenzien. Lossen stellt Salze und Doppelsalze her und bestimmte zudem deren Summenformeln. Mit Hilfe der Elementaranalysen sowie weiterer Elementaranalysen des freien Cocains konnte Lossen die von Niemann angegebene Summenformel korrigieren. Die richtige Formel lautet nun richtigerweise $C^{17}H^{21}NO^4$. Lossen stellte zudem fest, dass die Geschmacksproben der Salze ergeben

---

[98] Vgl. B. KARGER-DECKER (1984), S. 191f.
[99] Vgl. H. SCHADEWALDT (1979), S. 152.
[100] Vgl. B. KARGER-DECKER (1984), S. 191f.
[101] Vgl. H. SCHADEWALDT (1979), S. 152.
[102] Vgl. B. HOPPE (1979), S. 12f.
[103] Vgl. D. JANKOVIC (2008), S. 1.

hätten, dass sie einen bitteren Geschmack aufweisen und auf der Zunge ein vorüberge-
hendes Gefühl der Betäubung hervorrufen würden, meist stärker als das freie Cocain.[104]
Wöhler berichtete 1862 in den Annalen der Chemie und Pharmazie über die schon von
Niemann festgestellte Spaltung des Cocains in Benzoesäure und einen Basenrest, dem
Wöhler den Namen Ecgonin (vom griechischen Sprössling) gab.[105] Während er sich bei
der Summenformel von Ecgonin hinsichtlich der Kohlenstoff- und Wasserstoffzahl ge-
irrt hatte, wurde sie von Lossen korrekterweise mit $C^9H^{15}NO^3$ bezeichnet. Lossens deute
die Aufspaltung des Cocains unter dem Einfluss von Salzsäure nun als eine Zersetzung
unter Wasseraufnahme und somit als Hydrolyse. Sobald diese in einem zugeschmolze-
nem Rohr durchgeführt wurde, ließ „sich als weiteres Reaktionsprodukt neben Ecgonin
und Benzoesäure noch Methanol nachweisen, das als Ester […] oder bei Destillation der
Blätter mit verdünnter Schwefelsäure neben Benzoesäure zu Essigsäure oxidiert auftrat"[106], nach folgender Reaktion:
$C^{17}H^{21}NO^4 + 2H^2O = C^9H^{15}NO^3 + C^7H^6O^2 + CH^4O$. Somit war das Cocain als Ben-
zoyl-Methyl-Ecgonin aufzufassen. Diese Entdeckung ebnete den Weg zur Teilsynthese.
Lossen unternahm dabei den Versuch, das Ecgonin durch Erhitzen mit Jodmethyl zu
methylieren und mit Jodäthyl zu äthylieren. Anschließend wurde eine Benzoylierung
vorgenommen. Er erhielt aber lediglich die Jodwasserstoffsalze des Ecgonins. Aufgrund
knappen Materials wurden keine weiteren Versuche vorgenommen. Erst 1885 gelang
Zdenko Hans Skraup (1850-1910) und Willy Merck (1860-1932) die Durchführung der
Partialsynthese des Cocains. Ab 1888 wurden von Carl Liebermann (1842-1914) und
Friedrich Giesel (1852-1927) sowie von Alfred Einhorn (1856-1917) verbesserte Verfahren zur Cocain-Partialsynthese entwickelt.[107]

---

[104] Vgl. B. HOPPE (1979), S. 13.
[105] Vgl. D. JANKOVIC (2008), S. 1.
[106] B. HOPPE (1979), S. 13.
[107] Vgl. B. HOPPE (1979), S. 13f.

4.1.6 Erste Hinweise auf eine lokalanästhesierende Wirkung des Cocains

Grundsätzlich gibt es einige Hinweise darauf, dass den Ureinwohnern von Peru bereits im Altertum die narkotische Eigenschaft der Cocapflanze kannten. Sie erzielten bei der Trepnation eine gewisse Lokalanästhesie, indem die Medizinmänner Cocablätter kauten und den Speichel davon auf die betreffende Körperstelle tropfen ließen.[108]

Zu den frühsten bekannten Hinweisen auf die anästhesierende Wirkung des Cocain zählt der Vorschlag von Samuel Percy im Jahr 1856, die Cocablätter in der Medizin als Anästhetikum zu verwenden. Drei Jahre später führte Paolo Mantegazza den krampfstillenden Einfluss der Coca auf den Magen darauf zurück, dass die Empfindung der Schleimhaut gesenkt wird.[109]

Dass Cocain bei einer inneren Einnahme ein Taubheitsgefühl auf der Zunge und den Lippen erzeugt, war schon seit 1860 bekannt.[110] So bemerkte Friedrich Wöhler seinerzeit, dass Cocain bitter schmecken würde und auf die Zungennerven eine eigentümliche Wirkung ausüben würde, da die Berührungsstelle fast fühllos wird.[111] Diese Tatsache fand daraufhin Erwähnung in zahlreichen physiologischen und toxikologischen Arbeiten. Teilweise wurde dabei sogar vermerkt, dass diese betäubende Wirkung möglicherweise praktisch genutzt werden könnte.[112] So empfahl der in Würzburg arbeitende Arzt Vassily von Anrep (1852-1927) bereits 1860, Cocain klinisch als Lokalanästhetikum einzusetzen. Zuvor hatte von Anrep beobachtet, dass Cocain nach subkutaner Injektion die Haut unempfindlich gegenüber Nadelstichen macht. Jedoch wurde sein Vorschlag nicht befolgt.[113] Von Anrep konkretisierte 1879 die wichtigsten Wirkungen des Cocains, indem er darauf hinwies, dass Cocain primär die Endigung der sensiblen Nerven lähmt. So würden die taktilen Reflexe durch Cocain am ehesten aufgehoben. Bereits bei mittleren Cocaindosen würden die taktilen Reflexe vollkommen gelähmt. Selbst stärkeres

[108] Vgl. T.E. KEYS (1968), S. 61.
[109] Vgl. H. BUESS (1958), S. 3070.
[110] Vgl. K. KOLLER (1928), S. 601.
[111] Vgl. H. HAAS (1981), S. 73.
[112] Vgl. K. KOLLER (1928), S. 601.
[113] Vgl. B. LÜDERITZ (1998), S. 13.

Kneifen, Verletzungen oder Schnitte hätten nicht die geringste Zuckung zur Folge. Um die örtliche Wirkung auf die Hautnerven zu erkunden, nahm von Anrep einen Selbstversuch vor, bei dem er sich eine schwache Cocainlösung unter die Haut des Armes injizierte. Nach einem anfänglichen Gefühl der Wärme trat eine Unempfindlichkeit gegen relativ starke Nadelstiche ein. Nach etwa einer Viertelstunde wurde die Haut an der Einspritzstelle rot. Nach etwa 25-30 Minuten verschwanden die Erscheinungen. [114] Dies deutete von Anrep dahingehend, dass Cocain möglicherweise als Lokalanästhetikum eingesetzt werden könnte. Von Anrep nahm zudem Experimente an Tieren vor, indem er ihnen eine Cocainlösung in den Konjunktivalsack tropfte. Jedoch stellte er lediglich eine Dilatation der Pupillen fest.[115]

Die erst 1884 erfolgte endgültige Entdeckung des Cocain als Lokalanästhetikum führte der Orphtalmologe Carl Koller (1857-1944) später darauf zurück, dass die Mediziner zu sehr auf die „mächtigen und wunderbaren Wirkungen auf das Zentralnervensystem"[116] konzentriert waren und die lokal-anästhesierende Wirkung unbeachtet ließen.[117]

4.2 Entdeckung des Cocains zur Lokalanästhesierung

Die Entdeckung des Cocains als Mittel zur Lokalanästhesie steht unter anderem mit Sigmund Freud (1856-1939) in Verbindung. Dieser experimentierte seit April 1884 mit Cocain, ohne jedoch die lokalanästhesierende Wirkung von Cocain konkret zu untersuchen. Im Jahr 1884, als Freud am Allgemeinen Krankenhaus in Wien arbeitete, wurde er von seinem Freund Ernst von Fleischl (1946-1891) gebeten, ihm gegen seine Morphiumsucht zu helfen. Von Fleischl, der am Physiologischen Institut der Wiener Universität beschäftigt war, hatte nach einer Daumenamputation unerträgliche Phantom-

---

[114] Vgl. S. KNEER (1987), S. 6f.
[115] Vgl. T.E. KEYS (1968), S. 61.
[116] K. KOLLER (1928), S. 601.
[117] Vgl. K. KOLLER (1928), S. 601.

schmerzen und war daraufhin von Morphium abhängig geworden.[118] Zudem hegte von Fleischl Suizidgedanken.[119] Freud wollte von Fleischls Sucht durch Cocain heilen.[120] 1883 wurde Freud auf einen Artikel des Würzburger Arztes Theodor Aschenbrandt über die analeptische Wirkung des Cocains aufmerksam. Davon inspiriert wollte er Cocain bei nervösen Erschöpfungszuständen und bei Herzkrankheiten erproben. Freud erhielt von der Darmstädter Pharmafirma Merck geringe Menge Cocain, die ihm erlaubten, die allgemeinen Wirkungen des Stoffes auf das Nervensystem und den Gesamtzustand des Organismus zu untersuchen.[121]

In seiner im Juli 1884 veröffentlichten Studie „Über Coca", die im „Centralblatt für die gesamte Therapie" erschien, zeigte Freud die vermuteten therapeutischen Anwendungsfelder von Cocain. Er empfahl es als Stimulanz bei Verdauungsbeschwerden, Asthma, Lachexie, bei Morphium- und Alkoholentwöhnung sowie als Aphrodisiakum.[122] Zudem schrieb Freud über die lokale anästhesierende Anwendung[123]:

> „Die Eigenschaft des Cocains und seiner Salze, Haut und Schleimhäute, mit welcher sie in konzentrierter Lösung in Berührung kommen, zu anästhesieren, lädt zu gelegentlicher Verwendung, insbesondere bei Schleimhautaffektionen ein [...]. Anwendungen, die auf der anästhesierenden Eigenschaft des Cocains beruhen, dürften sich wohl noch mehrere ergeben".

In dieser Zeit hatte er im Selbstversuch die anästhesierende Wirkung auf die Zunge und die Mundschleimhaut kennengelernt. So wusste er, dass man bei entzündlichen Prozessen im Zahnfleischbereich die örtlichen Schmerzen durch Cocain lindern konnte. Allerdings erkannte er nicht die Bedeutung der anästhetischen Wirkung des Cocains, sondern betrachtete diesen Effekt lediglich als eine willkommene Nebenwirkung, die nicht in sein Interessenbereich fiel.[124]

---

[118] Vgl. F. POVACZ (2007), S. 104f.
[119] Vgl. H. KILLIAN (1973), S. 5.
[120] Vgl. H. HESSLER, S. 3.
[121] Vgl. H. KILLIAN (1973), S. 5.
[122] Vgl. H. HESSLER (1970), S. 3f.
[123] Zitiert nach H. HESSLER (1970), S. 4.
[124] Vgl. H. KILLIAN (1973), S. 5.

Carl Koller, der im Allgemeinen Krankenhaus Wien als Orphthalmologe tätig war, suchte nach einer Methode, um schmerzlose Eingriffe am Auge vornehmen zu können. Er wurde dabei auf die Veröffentlichungen seines Kollegen Sigmund Freud aufmerksam.[125] Dabei kam es im Garten des Wiener Krankenhauses zu einer folgenreichen Begegnung. Koller und Begleiter, der über Zahnschmerzen klagte, sowie Freud trafen aufeinander. Freud träufelte einige Tropfen Cocainlösung auf das betroffene Zahnfleisch. Augenblicklich linderte dies die Zahnschmerzen. Erst am darauffolgenden Tag erkundigte sich Koller nach der Zusammensetzung der Lösung. Freud gab darüber Auskunft und erklärte sich bereit, Koller in seine Cocainexperimente mit einzubinden,[126] der als gut informiert in Bezug auf Gifte galt. Im Rahmen von Selbstversuchen prüften beide nun ihre Ermüdbarkeit, ihre Muskelkräfte sowie ihre geistigen Leistungen vor und nach Cocainapplikation. Sie stellten fest, dass sie nach dem Cocaingenuss in einen analeptischen Zustand und manchmal in ein berauschendes Glücksgefühl verfielen. Zudem bemerkten sie auch ein Wärmegefühl, eine Erhöhung des Blutdrucks, eine Vertiefung der Atmung und eine Leistungssteigerung, wenn kleine Dosen verwendet wurden.[127] In ihren gemeinsamen Experimenten konzentrierten sich Freud und Koller jedoch auf die vermeintliche Antisuchtwirkung sowie auf die kräftesteigernden und depressionsbeseitigende Effekte des Cocains, so dass sie die schmerzbetäubende Wirkung nicht weiter verfolgten. Hierzu unternahm Koller jedoch eigene Experiment, die er zunächst in aller Stille und ohne jeglichen Zeugen durchgeführte. Koller wurde sich darüber im Klaren, dass es für die Augenheilkunde von größter Bedeutung sein würde, wenn sich mit Cocains eine Möglichkeit zur lokalen Anästhesie des Auges bieten würde.[128]

4.2.1 Cocain zur Anästhesierung des Auges

Im September 1884 führte Koller Tier- und Selbstversuche durch und überprüfte die Verwendung des Cocains zur Anästhesierung des Auges. Zunächst träufelte er großen

---

[125] Vgl. W.-D. MÜLLER-JAHNCKE / C. FRIEDRICH / U. MEYER (2005), S. 148.
[126] Vgl. M. AMBERGER-LAHRMANN (1988), S. 34.
[127] Vgl. H. KILLIAN (1973), S. 5.
[128] Vgl. M. AMBERGER-LAHRMANN (1988), S. 34.

Ochsenfröschen Cocain in ein Auge[129], so dass das andere Auge zur Kontrolle bzw. zu Vergleichszwecken fungierte. Koller bemerkte, dass Reize der verschiedensten Art auf die cocainisierten Augen keine Abwehrbewegungen der Frösche zur Folge hatten. Er konnte die Kornea und Sklera berühren, sie mit Hitze und Säure behandeln sowie mit elektrischem Strom reizen, ohne dass die Frösche reagierten. Damit konnte er nachweisen, dass das cocainisierte Auge voll anästhesiert war. Zugleich zeigte er, dass die Cocainanästhesierung keine Nachwirkungen und Schädigungen des Auges zur Folge hatte.[130] Anschließend wiederholte er die Versuche auch an Kaninchen und an Hunden. Im Selbstversuch cocainisierte er sich ein Auge und konstatierte die völlige Unempfindlichkeit und Reaktionslosigkeit desselben.[131] Schließlich überredete er heimlich einen Patienten zur Staroperation unter Cocainisierung. Die Operation erfolgte ohne Zeugen, war aber ein voller Erfolg.[132]

Am 15. September 1884 stellte Koller auf dem 16. Orphthalmologenkongress in Heidelberg seine Ergebnisse zur Anästhetisierung des Auges mit Cocain vor und veröffentlichte sie in der Wiener Medizinischen Wochenzeitschrift. In der Veröffentlichung teilte Koller mit, dass Cocain die gleichsam merkwürdige wie bekannte Eigenschaft besitzt, bei lokaler Anwendung die Zungenschleimhaut anästhetisch zu machen. Zudem sei bekannt, dass das Cocain sowohl bei lokaler Anwendung als auch von der Blutbahn aus die Pupille erweitern würde. Koller ging davon aus, dass eine Substanz, die die sensiblen Nervenenden der Zungenschleimhaut lähmen kann, auch die Hornhaut und die Bindehaut anästhesieren kann.[133] Der Heidelberger Orphthalmologenkongress von 1884, der in der Medizinwelt große Aufmerksamkeit auf sich zog, gilt als der Beginn der Lokalanästhesie.[134]

Am 17. Oktober 1884 hielt Koller auf einer Sitzung der Kaiserlich-königlichen Gesellschaft der Ärzte in Wien einen noch ausführlicheren Vortrag als auf dem Heidelberger Orphthalmologenkongress. Die Wirkung des Cocains schilderte Koller in drei Punkten:

---

[129] Vgl. L. BRANDT (1997), S. 231.
[130] Vgl. H. KILLIAN (1973), S. 6.
[131] Vgl. L. BRANDT (1997), S. 231.
[132] Vgl. H. KILLIAN (1973), S. 6.
[133] VGL. M. DOSCH (1976), S. 6.
[134] Vgl. W. HÜGIN (1989), S. 80.

- Die anästhesierende Wirkung des Cocains lässt sich bis zu einer gewissen Grenze addieren.

- Die anästhesierende Wirkung ist lokal am wirkungsvollsten, so dass diejenigen Stellen, die mit der Lösung direkt und längere Zeit in Berührung waren, am stärksten anästhesiert sind.

- Eine Anästhesierung der tiefer gelegenen Teile des Augapfels mit Cocain ist möglich, wenn es gelingt, größere Mengen des Mittels dahin zu beringen.[135]

Im Rahmen seiner Untersuchungen hatte Koller generell zwei therapeutische Anwendungen des Cocains im Blick, nämlich als Narkotikum bei schmerzhaften Augenerkrankungen und zum anderen als Anästhetikum bei Augenoperationen.[136] Ben-Zur vertritt die Auffassung, dass Freud die Anwendung des Cocains als Narkotikum schon vor Koller erkannte. Freud verfolgte diesen Ansatz jedoch nicht weiter, sondern überließ ihn seinem Arztkollegen Leopold Königstein (1850-1924).[137] Dieser beschränkte sich im Gegensatz zu Koller zunächst darauf, die schmerzstillende Wirkung des Cocains bei Augenentzündungen, beispielsweise Iris und Trachom, zu untersuchen.[138] Königstein verwendete dabei eine 1 %- und 10 %-ige wässrige Lösung von Cocain. Sein Interesse war auf die lokale Behandlung von Augenerkrankungen gerichtet, jedoch nicht auf die Lokalanästhesie.[139] Dagegen erkannte Koller schon nach kurzer Beschäftigung mit Cocain, welche Rolle es in der operativen Augenheilkunde spielen könne.[140]

Die Reaktionen in der Medizin auf Kollers Vorträge und Veröffentlichungen waren überaus positiv. Die Nachricht von der geglückten Cocainisierung eines Auges verbreitete sich rasch in der Alten und Neuen Welt.[141] In Amerika verbreitete sich die Entdeckung sogar noch schneller in Europa, denn bei Kollers Rede auf dem Heidelberger

---

[135] Vgl. H. HESSLER (1970), S. 8f.
[136] Vgl. M. DOSCH (1976), S. 6.
[137] Vgl. E. BEN-ZUR (1960), S. 23.
[138] Vgl. H. BUESS (1958), S. 3071.
[139] Vgl. H. HESSLER (1970), S. 28.
[140] Vgl. H. BUESS (1958), S. 3071.
[141] Vgl. H. KILLIAN (1973), S. 6.

Orphthalmologenkongress war der Professor für Orphthalmologie und Präsident der Amerikanischen Orphthalmologischen Gesellschaft, Henry D. Noyes (1832-1900), anwesend. Unmittelbar nach Kollers Vortrag schrieb dieser seinem amerikanischen Kollegen Edward R. Squibb (1819-1900) einen Brief über Kollers Entdeckung. Squibb sandte wiederum an einen anderen Arzt, C.S. Bull, etwas Cocainum hydrochloricum, das dieser bereits am 8. Oktober 1884 anwandte und somit der erste Arzt war, der das neue Mittel in den USA nutze. Zudem veröffentlichte Noyes am 11. Oktober 1884 einen Aufsatz mit dem Titel „A few cusory notes on the proceeding of the meeting of the German Orphthalmological Society" in der New Yorker Zeitschrift Medical Record. Darin lobte Noyes die anästhesierende Kraft der Cocainlösung überschwänglich.[142]

Koller kontaktierte unterdessen seinen Freund Edmund Jelinek, der Sekundärarzt des Laryngologen Leopold Schrötter von Kristelli (1837-1908) war, und unterbreitete diesem den Vorschlag, die Cocainisierung der Kehlkopfschleimhaut zu untersuchen. Dieser Ansatz gilt mittlerweile als der erste Schritt zur Verallgemeinerung der Lokalanästhesie.[143]

4.2.2 Anästhesierung der Schleimhaut in Rachen und Kehlkopf

Auf Anregung Kollers führte Jelinek umgehend Versuche zur Anästhesierung der Schleimhaut in Rachen und Mund mit Cocain durch.[144] Zugleich war Jelinek auch durch die Beobachtung des Larynologen Charles Fauvel (1830-1895) angeregt worden, der bereits 1869 erkannt hatte, dass sich Cocain zur Straffung der Stimmbänder eignet.[145] Am 24. Oktober 1884 konnte Jelinek in einem Vortrag in Wien berichten, dass er als erster Cocain als Anästhetikum und Analgetikum im Bereich von Pharynx und Larynx angewendet hatte. Er gab bekannt, dass er den Larynx innerhalb von zwei Minuten bis zu einer Viertelstunde ohne jede Nebenwirkung mit Cocain anästhesieren konnte. Dabei setzte er 10-20%-ige wässrig-alkoholische Cocainlösungen ein, die er durch wiederholte

[142] Vgl. H. HESSLER (1970), S. 34 f.
[143] Vgl. H. KILLIAN (1973), S. 6.
[144] Vgl. H. HESSLER (1970), S. 33.
[145] Vgl. H. BUESS (1958), S. 3072.

Einpinselungen applizierte. Jelinek erreichte dadurch sowohl eine Herabsetzung der Schmerzempfindung als auch eine Minderung der Reflexerregbarkeit.[146] Zudem erkannte er die sekretionshemmende und abschwellende Wirkung des Cocains auf die Schleimhäute.[147] Aus diesen verschiedenen Wirkungen leitete er folgende therapeutische Verwendungsmöglichkeiten ab:

- Beseitigung von Reflexen, zum einen für die laryngo- und rhinoskopische Untersuchung, zum anderen für endolarygeale Operationen.
- Beseitigung von Schmerzen, insbesondere für die Erleichterung des Schlingvermögens.

Durch die Cocainanästhesie war es Jelinek und seinem Vorgesetzten, Leopold Schrötter von Kristelli, sogar bei einer Operation möglich, den Schleimhautpolypen eines Stimmbands zu fassen und zu quetschen. Bei einem anderen Patienten mit ausgedehnten papillomatösen Wucherungen im Pharynx konnten mehrere Geschwulstpartien erfasst und entfernt werden.[148]

4.2.3 Lokalanästhesie von Cocain in der Zahnmedizin

Ein Vorkämpfer für die Verwendung von Cocain in der Zahnheilkunde war Gilles. Er beschäftigte sich seit 1884 mit Cocain und berichtete im Januar 1885 im Correspondenzblatt für Zahnärzte:

> „Die mit dem Cocainum muriaticum [...] vorgenommenen Versuche haben mich zu der Überzeugung geführt, dass die lokalanästhesierenden Eigenschaften des Mittels für zahnärztliche Operationen stellenweise noch manches zu wünschen übrig lassen, wohl aber für eine große Reihe von Operationen mit sehr großem Nutzen verwendet werden können"[149].

---

[146] Vgl. H. HESSLER (1970), S. 33.
[147] Vgl. H. BUESS (1958), S. 3072.
[148] Vgl. H. HESSLER (1970), S. 33.
[149] Zitiert nach S. KNEER (1987), S. 70.

Gilles verwendete Cocain allerdings nur dann, wenn er es in direktem Kontakt mit der Pulpa oder zumindest in die Nähe der Pulpa bringen konnte.[150] Er war der erste, der die für die Nekrotisierung der Pulpa verwendete Arsenpaste mit einem Zusatz von Cocain versah.[151] Der Warschauer Zahnarzt Alexander Scheller war wiederum der erste, der in der deutschen Literatur die subgingivale Injektion erwähnt hat. Scheller verwendete das Cocain bei Zahnextraktionen auf dreierlei Weise:

- 4-5 maliges Bestreichen des Zahnfleisches mit einer 30%-igen Cocain-lösung zu beiden Seiten des zu extrahierenden Zahns bis hoch hinauf zu den Wurzelspitzen. Auch der Alveolarrand um den Zahnhals herum wurde intensiv bestrichen.

- Ein mit der derselben Lösung getränkte Leinwandläppchen wurde zu beiden Seiten der Alveole aufgelegt und fünf Minuten lang liegen gelassen.

- Einspritzen von 4-5 Tropfen einer 5-prozentigen Cocainlösung zwischen Zahn und Alveole.

Scheller musste eingestehen, dass durch diese Maßnahmen keine vollständige Schmerzlosigkeit erreich werden konnte. Trotzdem wurde in den meisten Fällen eine deutliche Linderung erreicht.[152]

1895 vollzog der Zahnchirurg William Halsted (1852-1922) bei seinem Assistenten Richard Hall (1856-1897), der starke Zahnschmerzen hatte, eine Leitungsanästhesie des Nervus alveolaris inferior (mandibularis) mit einer Cocainlösung.[153] Dabei injizierte er zum ersten Mal Cocain in die Nervenstämme, so dass der Nervus alveolaris inferior als erster auf diese Weise blockiert wurde.[154] Dadurch avancierte Halsted zum Erfinder der Mandibularanästhesie, die für die Zahnheilkunde von revolutionärer Bedeutung war.[155] Ausgangspunkt seiner Entdeckung war, dass er einen 17 Jahre Forschungsbericht des peruanischen Armeechirurgen Moreno Y Maiz über das Cocain gelesen hatte.[156] Y Maiz

---

[150] Vgl. S. KNEER (1987), S. 70.
[151] Vgl. D. JANKOVIC (2008), S. 2.
[152] Vgl. S. KNEER (1987), S. 70f.
[153] Vgl. B. RUPP (1978), S. 9.
[154] Vgl. M. AMBERGER-LAHRMANN (1988), S. 35.
[155] Vgl. B. RUPP (1978), S. 9.
[156] Vgl. M. AMBERGER-LAHRMANN (1988), S. 35.

hatte eine komplette Anästhesie der unteren Extremitäten ohne motorische Lähmung am Tier erzeugen können. Halsted schien dies nur dadurch möglich zu sein, indem die zum Rückenmark und zum Zentralorgan führenden nervösen Schmerzbahnen unterbrochen wurden.[157] Er erkannte demnach, dass nicht nur das Aufpinseln und Auftropfen von Cocain eine schmerzbetäubende Wirkung erzeugte, sondern auch eine Injektion des Stoffes und somit ein Eindringen des Cocains in die Tiefe von Geweben.[158] Bei seinen anfänglichen Versuchen mit Hall, in deren Rahmen zunächst inkutane und dann auch subkutane Injektionen mit einer 5 %-igen Cocainlösung zum Einsatz kamen, ging Halsted bei den Gewebeinjektionen schichtweise vor. Somit wurde die Resorption des Cocains verzögert und die Gefahren einer Cocainvergiftung verringert. Durch dieses Vorgehen kam ihm schließlich der Gedanke, das Leitvermögen der Nervenkabel durch direkte Injektion zu blockieren.[159]

Der Zahnarzt Ernst Jessen (1859-1933) hielt auf dem Kongress der skandinavischen Zahnärzte in Göteborg 1891 einen Vortrag über die von ihm entwickelte Methode der lokalen Schmerzausschaltung, die er bei 80 % von 2.000 Extraktionen ohne Nebenwirkungen ausgeführt hatte. Im Rahmen dieser Methode applizierte er zehn Minuten lang einen Schwamm, der mit 20-prozentiger Cocainlösung getränkt war, auf den zu extrahierenden Zahn und das umliegende Gewebe.[160]

4.2.4 Infiltrationsanästhesie mit Cocain

Carl Ludwig Schleich (1859-1922) entwickelte Ende der 1880er Jahre die Infiltrationsanästhesie mit Cocain.[161] Es ist überliefert, dass der Musik liebende Schleich während eines klassischen Konzerts plötzlich der Gedanke kam, die Erregungsleitung eines Nervs ähnlich der Wirkung eines Sordino für Streichinstrumente zu dämpfen.[162] So beobachtete Schleich interessiert, wie beim Klavier Töne durch ein kleines Filzhämmer-

---

[157] Vgl. H. KILLIAN (1973), S. 7.
[158] Vgl. M. AMBERGER-LAHRMANN (1988), S. 35.
[159] Vgl. H. KILLIAN (1973), S. 7.
[160] Vgl. B. RUPP (1978), S. 9.
[161] Vgl. L. BRANDT (1997), S. 231.
[162] Vgl. H. KILLIAN (1973), S. 9.

chen gedämpft und auch aufgehoben wurden. Das erregungsleitende Gewebe, „allseits von einer Stützsubstanz

umgeben, brachte ihn auf die Idee, man könne die Neuroglia als eine Art Klaviersaiten dämpfer, ein elektrisches Sordino, einen Registerschalt-Apparat, einen Hemmungsregulator auffassen"[163].

Er hielt es für möglich, die Leitungsfähigkeit der Nerven und somit die Schmerzempfindlichkeit nach demselben Prinzip zu dämpfen, indem „feuchte Ströme" eingeschaltet werden, um so das schmerzhafte Gebiet künstlich zu ödemisieren. Er versprach sich von diesem Ansatz eine Einsparung des Wirkstoffes Cocain.[164] Noch am selben Abend seines Einfalls eilte Schleich in sein Berliner Institut und holte auf dem Weg dorthin seinen Assistenten David Wittkowski aus dem Schlaf.[165] Im Institut angekommen versuchte Schleich an sich selbst durch Injektion von Wasser oder einer Kochsalzlösung eine Quellung der Nerven herbeizuführen, um somit deren Leitfähigkeit herabzusetzen. Tatsächlich erreichte er in zahlreichen Versuchen eine Minderung der Schmerzempfindlichkeit. Ein wirklicher Erfolg und somit eine völlige Schmerzlosigkeit setzte aber erst ein, indem Schleich der Kochsalzlösung Cocain beifügte. Er empfahl in immer größeren Bereichen der operativen Chirurgie seine örtliche Betäubungsmethode, die er Infiltrationsanästhesie nannte, einzusetzen. Dies erfolgte vor dem Hintergrund, dass viele Menschen die Allgemeinnarkose mit Chloroform nicht vertrugen.[166]

Für die Infiltration empfahl Schleich drei unterschiedliche Lösungen von Cocain. Die Lösungen enthielten neben Cocain auch Kochsalz, Morphin-Hydrochlorid und Wasser. Entsprechend der jeweiligen Cocainkonzentration bezeichnete Schleicher die Lösungen als schwach, mittel und stark. Am häufigsten kamen dabei die schwache und die mittlere Lösung zum Einsatz.[167] Die folgende Tabelle illustriert die von Schleich verwendeten Cocain-Verdünnungen.

---

[163] M. DOSCH (1976), S. 10.
[164] Vgl. M. DOSCH (1976), S. 10.
[165] Vgl. B. KARGER-DECKER (1984), S. 208.
[166] Vgl. H. KILLIAN (1973), S. 9.
[167] Vgl. L. BRANDT (1997), S. 231.

Tabelle 1: Die von Schleich verwendete Cocain-Verdünnungen

	Lösung 1	Lösung 2	Lösung 3
Cocain.Mur.	0,2	0,1	0,001
Morph.Mur.	0,02	0,2	0,005
Natr.Chlor.	0,2	0,2	0,2
Aqu.Dest.	ad 100,0	ad 100,0	ad 100,0

Quelle: eigene Darstellung auf Grundlage von F. POVACZ (2007), S.111

Die klinische Tauglichkeit seines Ansatzes spornte Schleich dazu an, die Infiltrations-
technik weiter auszubauen, um somit auch größere operative Eingriffe wie die Entfer-
nung von Unterleibsgeschwülsten, Knochen, Gliedmaßen, Gelenken völlig schmerzfrei
vornehmen zu können. Den Einstichschmerz, der die jeweilige Operation begleitet, be-
seitigte er durch Gefrieren des Gewebes mittels eines Äther- oder Chloräthylsprays.[168]
Dabei nahm Schleich den Einstich gemäß dem Anästhesisten Benjamin Ward Richardson (1828-1896) vor und infiltrierte anschließend die Gewebe unter Fortführung der
Unterkühlung mit dem Spray. Mit dieser kleinen unscheinbaren technischen Finesse der
Unterkühlung der Gewebe hatte Schleich Erfolg. Er vergaß allerdings, diese Methode in
seinen Reden und Schriften mitzuteilen, so dass andere Anästhesisten bei der Imitation
seines Verfahrens nicht erfolgreich waren. Augenscheinlich war er sich auch nicht über
das Wesen seines Handelns im Klaren. Schleich machte nämlich, wie dies – aber auf
andere Weise – der Chirurg Maximilian Oberst (1849-1925) schon getan hatte, durch
„den Kältespasmus der kleinen arteriellen Gefäße unterschwellige Cocaindosen durch
Fixation an den gewünschten Ort wirksam"[169]. Darüber hinaus gelang es Schleich,
durch das schichtweise Vorgehen die Resorptionsgeschwindigkeit und somit die Into-
xiationsgefahr in erheblichem Maß zu senken. Er konnte mit seiner Infiltrationsanästhesie schließlich große chirurgische Eingriffe wie insbesondere die Eröffnung von Gelenken, abdominelle Operationen und Trepanationen völlig schmerzlos und gefahrlos
durchzuführen.[170] In seiner Autobiographie führte Schleich an, dass in seiner Klinik täg-
lich zwölf und mehr schmerzlose Operationen ausgeführt wurden. Auch fanden sich ei-

---

[168] Vgl. B. KARGER-DECKER (1984), S. 210.
[169] H. KILLIAN (1973), S. 9
[170] Vgl. H. KILLIAN (1973), S. 9.

nige hundert Ärzte aus dem In- und Ausland in seiner Klinik ein, um seine Methode der Lokalanästhesie zu lernen.[171]

Auf dem Deutschen Chirurgenkongress am 11. Juni 1892 hielt Schleich einen Vortrag über die von ihm entwickelte Infiltrationsanästhesie mit einer 0,1- und später 0,01-prozentigen Cocainlösung. Er betonte, dass er eine lokale Anästhesie auf Grundlage der Chloroformnarkose oder eines anderen Inhalationsverfahren als nicht mehr gerechtfertigt ansehen würde, wenn nicht zuvor die Methode der Infiltrationsanästhesie versucht wird.[172] Gemäß dem Kongressprotokoll ließ er verlautbaren, dass die Anwendung der gefährlichen Chloroformnarkose anstelle der deutlich harmloseren Lokalanästhesie in all den Fällen, in denen letztere anwendbar erschien, verbrecherisch sei. Zudem drohte Schleich eventuelle gerichtliche Auseinandersetzungen an.[173] Diese Bemerkungen wurden von den Kongressteilnehmern als Affront gewertet, so dass sie es ablehnten, über diesen Vortrag überhaupt nur zu diskutieren. Erst zwei Jahre später wurde Schleich von Ernst von Bergmann (1836-1907) rehabilitiert.[174] So setzte von Bergmann eine Demonstration des Schleichschen Verfahrens in seiner Klinik in der Berliner Ziegelstraße durch[175], wobei mehrere Mitglieder der Chirurgischen Gesellschaft der Universitäts-Poliklinik Berlin zugegen waren.[176] Bergmann bat den anwesenden Schleich, die Anästhesie für eine Hämorrhoidaloperation auszuführen. Anschließend bestätigte von Bergmann die eingetretene volle Anästhesie und fand vor den anwesenden Zuschauern lobende Worte für Schleich.[177] Wörtlich ließ Bergmann verlautbaren:

> „Der Referent [er selbst] kann demnach die Anwendung der Schleichschen Infiltrationsanäs these für Operationen in gesunder Haut, die nicht zu umfangreich sind, empfehlen und muss anerkennen, dass Herr Schleich sich um die Ausbildung seiner Methode ein nicht zu unterschätzendes Verdienst erworben hat"[178].

---

[171] Vgl. B. KARGER-DECKER (1984), S. 210.
[172] Vgl. H. HAFERKAMP (1989), S. 56.
[173] Vgl. H. KILLIAN (1973), S. 9.
[174] Vgl. H. HAFERKAMP (1989), S. 56.
[175] Vgl. H. KILLIAN (1973), S. 10.
[176] Vgl. F.-W. SYDOW (1987), S. 42.
[177] Vgl. H. KILLIAN (1973), S. 10.
[178] Zitiert nach F.-W. SYDOW (1987), S. 42.

Ebenfalls im Jahr 1894 veröffentlichte Schleich sein Werk „Schmerzlose Operation", das einen wichtigen Beitrag zur Verbreitung seines Ansatzes darstellte.[179] Doch erst 1902 fand das Schleichsche Verfahren generelle Akzeptanz in der Lehrmedizin, nachdem der Chirurg Johann von Mikulicz (1850-1905) bekanntgegeben hatte, dass er mit Hilfe der Infiltrationsanästhesie mehrere tausend Operation erfolgreich durchgeführt habe.[180] Die Infiltrationsanästhesie wurde dabei sogar inder Bauchchirurgie eingesetzt. Mikulicz führte bis 1898 an der Chirurgischen Universitätsklinik Breslau bereits 138 Bauchoperationen mit Hilfe der Infiltrationsanästhesie durch. Darunter befanden sich auch Magenresektionen, die 1,75 Stunden bis höchstens 5,25 Stunden dauerten.[181]

Noch im Jahr 1922 beklagte sich Schleich darüber, dass man ihn auf dem Deutschen Chirurgenkongress missverstanden hatte. Es sei eine Legende, dass er jeden mit dem Staatsanwalt bedroht hätte, der weiterhin noch Chloroform einsetzen würde.[182]

Die von Schleich eingeführte Methode der Infiltrationsanästhesie war diejenige Anästhesieform, die den Anwendungsbereich der Lokalanästhesie auf viele der seinerzeit bekannten Operationen auszudehnen erlaubte. Die Schleichsche Infiltrationsanästhesie war ein enormer Fortschritt, da viele Operationen, für die bis dahin eine Narkose erforderlich gewesen waren, nun mit dieser neuen und weniger gefährlichen Anästhesieform durchgeführt werden konnten.[183] Allerdings stellte die Methode von Schleich ein zeitraubendes Verfahren dar, da bei den Operationen jede einzelne Gewebsschicht infiltriert werden musste. Von Vorteil war, dass Cocainintoxikationen nicht mehr auftraten.[184]

Etwa zeitgleich mit Schleich forschte der französische Chirurg Paul Reclus (1847-1914) an der Infiltrationsanästhesie. 1895 erschien dessen Buch „La Cocaine en Chirurgie". Im Gegensatz zu Schleich war Reclus ein Methodiker, der seine Art der Infiltrationsanästhesie erst in über 7.000 Fällen erprobte, bevor er über das Verfahren veröffentlichte.

---

[179] Vgl. F.-W. SYDOW (1987), S. 43.
[180] Vgl. M. DOSCH (1976), S. 13 f.
[181] Vgl. F.-W. SYDOW (1987), S. 43.
[182] Vgl. M. DOSCH (1976), S. 13 f.
[183] Vgl. F. POVACZ (2007), S. 108ff.
[184] Vgl. H. HAFERKAMP (1989), S. 56.

Die Schleichsche Methode gelangte zu einer größeren Verbreitung, da mit weniger Cocain eine zufriedenstellende Anästhesie erreicht werden konnte.[185]

1897 nutze der Chirurg Peter Hackenbruch (1865-1924) die Infiltrationsanästhesie , bei der – im Gegensatz zur Schleichschen Methode – das Cocain nicht direkt in das Operationsfeld infiltrierte, sondern um das Operationsgebiet herum.[186] Bei dieser Umspritzungsanästhesie umgibt der Infiltrationswall den beabsichtigten Hautschnitt in Form eines Rhombus oder ähnlicher Figuren. Demnach soll durch Unterbrechung der Schmerzbahnen das im Rhombus gelegene Gebiet betäubt werden.[187]

4.2.5 Leitungsanästhesie nach Oberst

Im Jahr 1888 entwickelte Maximilian Oberst die Leitungsanästhesie. Oberst wendete dabei – in dem nach ihm später benannten Verfahren – ein Tourniquet nach Anästhesierung der Finger an.[188] Oberst kommt das Verdienst zu, das Prinzip der Fixierung eines Lokalanästhetikums an dem Ort der Wirkung entdeckt und angewendet zu haben.[189]

Bereits 1880 griff Oberst den Gedanken der Cocaininfiltration auf. So suchte Oberst in voller Kenntnis der Gefahren nach einem Ansatz, mit niedrigen Cocainkonzentrationen auszukommen. Er erreichte dies „am Finger durch Umschnürung an der Basis des betreffenden Gliedes, die Injektion einer schwachen Cocainlösung folgte dann distal der Ligatur"[190]. Dadurch gelang es Oberst erstmalig, dass unterschwellige Cocainlösungen durch Fixation ihre Wirkung entfalteten. Zugleich verhinderte er mit diesem Verfahren eine zu schnelle Resorption und vermied die Intoxikationsgefahren. Es steht außer Frage, dass die künstliche Blutleere, die Oberst herbeiführte, es ermöglichte, die Cocainkonzentration auf ein Minimum zu reduzieren.[191] Oberts Mitarbeiter Ludwig Pernice

---

[185] Vgl. F.-W. SYDOW (1987), S. 43.
[186] Vgl. D. JANKOVIC (2008), S. 5.
[187] Vgl. I. KRÜSSMANN (1947), S. 10.
[188] Vgl. L. BRANDT (1997), S. 232.
[189] Vgl. H. KILLIAN (1973), S. 9.
[190] H. KILLIAN (1973), S. 9.
[191] Vgl. H. KILLIAN (1973), S. 9.

(1863-1945) veröffentlichte schließlich 1890 diese Anästhesierungsmethode.[192] Ein paar Jahre später zeigte sich, dass es der Umschnürung des Fingergliedes nicht unbedingt bedarf.[193]

Grundsätzlich stellt die Leitungsanästhesie eine Verbesserung der Infiltrationsanästhesie dar. Während bei einer Infiltrationsanästhesie die Nervenendigungen durch unmittelbare Umspritzung betäubt werden, wird das Anästhetikum bei der Leitungsanästhesie an die größeren Nervenstämme fern von der zu betäubenden Stellen herangebracht.[194]

4.2.6 Cocainisierung des Rückenmarks

Der Gedanke einer Leitungsunterbrechung großer Nervenkabel fand seine Fortsetzung in der Lumbalanästhesie. Ihre Anfänge gehen auf Walter Essex Wynter (1860-1945) zurück, der 1891 in zwei Fällen den Versuch unternahm, eine Dauerdrainage des Lumbalkanals nach Punktion mit einer Southay-Nadel zur Minderung des Liquordrucks bei tuberkulöser Meningitis.[195] Die Lumbalanästhesie stellt generell eine Abart der Leitungsanästhesie dar. Im Gegensatz zur Lumbalanästhesie werden dabei die zentripetal-sensiblen Nervenbahnen nicht auf ihrem Weg durch den übrigen Körper unterbrochen, sondern gleich im Rückenmark betäubt.[196]

Ebenfalls im Jahr 1891 entwickelte der Internist Heinrich Quincke (1842-1922) seine Technik der Lumbalpunktion. Quincke kannte den Ansatz von Wynter und versuchte bei einem zweijährigen Kind durch Punktion des Spinalkanals im Lumbalteil den erhöhten Liquordruck zu senken. Allerdings waren die therapeutischen Erfolge bei erhöhtem Liquordruck trotz mehrfacher Wiederholung der Punktionen nicht zufriedenstellend.[197]

Bereits 1885 hat der Neurologe James Leonard Corning (1855-1923) die Wirkung von Cocain auf das Rückenmark von Hunden untersucht und beschrieben. Er prägte dabei

---

[192] Vgl. L. BRANDT (1997), S. 232.
[193] Vgl. H. KILLIAN (1973), S. 9.
[194] Vgl. H. HELLNER (1948), S. 46.
[195] Vgl. H. KILLIAN (1973), S. 10.
[196] Vgl. I. KRÜSSMANN (1947), S. 10.
[197] Vgl. H. KILLIAN (1973), S. 10.

den Begriff „Spinalanästhesie" maßgeblich.[198] Corning spritzte 20 ml einer 2-prozentigen Cocainlösung einem Hund zwischen die Lumbalwirbeldornfortsätze. Er beabsichtigte damit, dass das Mittel durch Resorption auf dem Venenweg in den Rückenmarkskanal gelangt.[199] Beim Hund waren die beiden vorderen Extremitäten nicht anästhesiert, wohl aber beide Hinterbeine. Als nächstes behandelte Corning einen Mann, der seit langer Zeit an einer spinalen Erkrankung und einer Sameninkontinenz litt. Corning spritzte ihm eine Cocainlösung zwischen die processus spinales des elften und zwölftem Brustwirbel, wodurch eine Unempfindlichkeit beider unterer Extremitäten und der Genitalien erreich wurde.[200] Durch diesen Erfolg ermutigt injizierte Corning auch bei weiteren Menschen mit Rückenmarkserkrankungen Cocain zwischen dem elften und zwölften Brustwirbel. Er verwendete dabei sechs Tropfen einer 3-prozentigen Cocainlösung. Zehn Minuten später schließen die Beine der Patienten ein. Corning tastete mit einer Kanüle die Querfortsätze ab und markierte nach Berührung des Knochens die Distanz zur Haut durch einen Reiter auf der Kanüle. Anschließend schob er diese zwischen den Dornfortsätzen tiefer vor, um zum extraduralen Raum ohne Spinalpunktion zu gelangen. Dieses Vorgehen hat Corning auch in Höhe des zweiten und dritten Lendenwirbels versucht, um so eine Schmerzlinderung bei Spinalreizungen verschiedener Ursachen (Beschwerden im Unterbauchgebiet, Blasenkrämpfe, Tenesmen) zu erreichen. Corning war sich seines Vorgehens allerdings nicht bewusst und hegte falsche Vorstellungen, da er seine Cocainlösungen mit aufgesetzter Spritze injizierte, ohne vorher den Abfluss des Liquors zu prüfen. Aus diesem Grund hat Corning keinen eigentlichen Anteil an der Entdeckung der Lumbalanästhesie.[201] Als Neurologe erkannte er die Möglichkeiten des Cocains für die operative Medizin nicht.[202] Aus den Operationsprotokollen Cornings kann geschlossen werden, dass er das Cocain wahrscheinlich nicht subdural injiziert hatte und somit den Spinalraum erreichte, sondern augenscheinlich unbeabsichtigt eine Epiduralanästhesie angelegt hat.[203] Corning erkannte jedoch 1885,

---

[198] Vgl. S. SCHULZ-STÜBNER (2003), S. 64.
[199] Vgl. H. KILLIAN (1973), S. 10.
[200] Vgl. T.E. KEYS (1968), S. 64f.
[201] Vgl. H. KILLIAN (1973), S. 10.
[202] Vgl. D. JANKOVIC (2008), S. 4.
[203] Vgl. L. BRANDT (1997), S. 232.

dass das Unterbrechen des Blutstroms durch Umschnüren der Extremitäten, die nach Friedrich von Esmarch (1823-1908) benannte Esmarchsche Blutleere, die Wirkung des Cocains erheblich steigerte, so dass die Dosis gesenkt werden konnte.[204]

Der Chirurg August Bier (1861-1949) hat als erster Versuche unternommen, durch Co-canisierung des Rückenmarks große Teile des Körpers gegen Schmerzen unempfindlich zu machen.[205] Bier stellt mir Bedauern wiederholt fest, dass das von Schleich entwickel-te Infiltrationsverfahren sowie die Oberstsche Leitungsanästhesie für große Operationen nur in geringem Maße verwendbar seien. Aus diesem Grund fasste Bier 1898 den Ent-schluss, durch Cocanisierung des Rückenmarks den Hauptnervenstrang um Wirbelkanal leitungsunfähig und somit den gesamten Unterkörper schmerzunempfindlich zu ma-chen.[206] Bier knüpfte dabei an die zu Beginn der 1890er Jahre von Quincke entwickelte Lumbalpunktionen an. Bier kam auf die Idee, über diese Punktion Cocain direkt in den Durasack einzuspritzen, um so die Nerven, die von dort in den Unterleib abgehen, direkt zu betäuben.[207] Den ersten klinischen Versuch unternahm Bier am 15. August 1898 bei einem 34-jährigen Mann, der unerträgliche Schmerzen im linken Fußgelenk aufgrund von Knochentuberkulose hatte. Da dieser Mann starkes Fieber und einen schlechten Allgemeinzustand hatte, konnte man ihm keine Narkose zumuten. Zudem hatte der Pa-tient zuvor schon mehrere Chloroformnarkosen schlecht vertragen. Bier informierte den Patienten über das hohe Risiko, doch entschloss sich der Patient zu diesem ersten Ver-such einer Rückenmarksanästhesie. Nachdem Bier eine Hauptquaddel angelegt hatte, stieß er eine Kanüle mit Mandrin zwischen die zwei oberen Lendenwirbel in den Lum-balkanal. Nachdem er den Abfluss des Liquors abgewartet hatte, ließ sich Bier eine Spritze reichen, die 3 Milliliter einer 0,5-prozentige Cocainlösung enthielt. Bier injizier-te diese Menge langsam und wartete gespannt das Resultat ab. Nach zwei Minuten ent-fernte er die Mandrinkanüle und nach 20 Minuten war die Anästhesie sowie die motori-sche Lähmung der unteren Extremitäten komplett. Da der Patient keine Schmerzen mehr im Fuß hatte, konnte Bier Stiche und Einschnitte vornehmen und mit der operative

---

[204] Vgl. W. MÜLLER-JAHNCKE / C. FRIEDRICH (1996), S. 157.
[205] Vgl. F. POVACZ (2007), S. 111.
[206] Vgl. B. KARGER-DECKER (1984), S. 216.
[207] Vgl. H. HAFERKAMP (1989), S. 56.

Ausräume des tuberkulösen Herdes im Talus beginnen. Die Operation war ein voller Erfolg, jedoch bekam der Patient nach Rückkehr der Sensibilität Erbrechen und heftige Kopfschmerzen. Nichtsdestotrotz kam es zur vollständigen Heilung. Da aber auch im Anschluss weiterer Operationen dieser Art bei den Patienten starke Kopfschmerzen auftraten, entschied sich Bier zu einem Selbstversuch.[208] Bier wollte ein sicheres Urteil über die augenscheinlich sehr quälenden postoperativen Nachwirkungen seines Betäubungsverfahrens zu gewinnen.[209] Am 24. August 1898 unternahm Bier in Zusammenarbeit mit seinem Assistenten August Hildebrandt (1868-1954) den Versuch, Cocain in sein Rückenmark zu spritzen. Dieser Versuch hatte keinen Erfolg, da die Spritze nicht auf die Punktionsnadel passte. Da Bier über die Kanüle viel Rückenmarksflüssigkeit verlor, wurde der Versuch abgebrochen. Daraufhin punktierte Bier den Spinalraum bei seinem Assistenten. Mit nun passendem Besteck injizierte Bier 5 Milligramm Cocain in den Durasack, wodurch eine Betäubung bis zu den Brustwarzen einsetzte. Diese beiden Selbstversuche von Bier und Hildebrandt waren sehr gefährlich, da bleibende Schäden oder sogar der Tod einzukalkulieren waren.[210]

Das Versuchsprotokoll von der Anästhesierung des Assistenten Hildebrandt liest sich folgendermaßen:

- Nach 7 Minuten: Nadelstiche am Oberschenkel werden nur noch als Druck empfunden. Kitzeln an der Fußsohle wird kaum noch empfunden.

- Nach 10 Minuten: Einführung einer großen gestielten Nadel bis auf den Oberschenkelknochen erzeugt nicht den geringsten Schmerz.

- Nach 13 Minuten: Eine brennende Zigarette wird ab den Beinen als Hitze, nicht jedoch als Schmerz empfunden.

- Nach 18 Minuten: Starkes Kneifen von den Brustwarzen abwärts kann nur kaum noch empfunden werden.

- Nach 23 Minuten: Starker Schlag mit einem Metallhammer gegen das Schienbein wird nicht als Schmerz empfunden.

---

[208] Vgl. H. KILLIAN (1973), S. 10f.
[209] Vgl. B. KARGER-DECKER (1984), S. 217.
[210] Vgl. H. HAFERKAMP (1989), S. 56.

- Nach 32 Minuten: Stich bis auf den Oberschenkelknochen sowie Druck auf den Hoden ist nicht schmerzhaft.

- Nach 42 Minuten: Abschnürung des Oberschenkels mit einem Gummischlauch wird als geringer Druck wahrgenommen.

- Nach 45 Minuten: Die Schmerzempfindung fängt an, sich wieder einzustellen, ist allerdings noch sehr stark herabgesetzt.[211]

Nach Abklingen der Betäubung bzw. nach Wiedereintritt der Gehfähigkeit ging Hildebrandt mit August Bier in ein Lokal, um den geglückten Versuch zu feiern. Augenblicklich setzten bei Hildebrandt heftige Kopfschmerzen und Schwindel ein. Eine Woche lang litt er unter Erbrechen, Kopfschmerzen und Übelkeit und blieb drei Wochen arbeitsunfähig. Aufgrund dieses Ergebnisses lehnte Bier zunächst die klinische Einführung seiner Methode ab. Nichtsdestotrotz veröffentlichte Bier schließlich am 4. April 1899 in der Deutschen Zeitschrift für Chirurgie seinen „Versuch über Cocainisierung des Rückenmarks".[212]

Aus den Selbstversuchen an ihm und seinem Assistenten sowie aus insgesamt sechs weiteren Operationen zog Bier folgende Schlussfolgerung: Die Einspritzung von 0,005 Gramm Cocain in den Duralsack führt dazu, dass etwa zwei Drittel des Körpers so unempfindlich werden, dass man die größten Operationen ohne Schmerzen ausführen kann. Dabei tritt die Empfindungslosigkeit in dem ganzen Gebiet der Beine nach fünf bis acht Minuten auf. Nach und nach steigt die Empfindungslosigkeit bis zu den Brustwarzen auf. Die völlige Empfindungslosigkeit hält bei kleineren Gaben circa 45 Minuten an.[213]

Im Jahr 1901 hatte Bier bereits 1.200 Spinalanästhesien bei Eingriffen aller Art durchgeführt. Über seine Erfahrungen berichtete er auf dem 30. Kongress der Deutschen Gesellschaft für Chirurgie. Dabei warnte er eindringlich vor der unkritischen Anwendung der Rückenmarksanästhesie und der Verwendung des Cocains, zumal schwere Kollapse, Atemstörungen und Todesfälle aufgetreten waren. Bier ließ verlautbaren, dass er aus

---

[211] Vgl. S. SCHULZ-STÜBNER (2003), S. 66.
[212] Vgl. H. KILLIAN (1973), S. 11.
[213] Vgl. F. POVACZ (2007), S. 113.

der großen Anzahl an Operationen keinen anderen Schluss ziehen könne, als dass das Verfahren in dieser Form für die allgemeine Verwendung kaum brauchbar ist. Seiner Ansicht nach gab es insbesondere drei Wege, um Verfahren für den allgemeinen Gebrauch wirklich nutzbar zu machen:

- Ersetzung des Cocains durch verwandte und weniger giftige Anästhetika oder durch gänzlich ungiftige Stoffe.
- Einwirkung der betreffenden Gifte auf das Rückenmark in genügender Menge, jedoch in größeren Verdünnungen.
- Findung eines Verfahrens, die Giftwirkung der Anästhetika möglichst auf das Rückenmark zu beschränken und vom Gehirn abzuhalten.

Letzteres versuchte Bier mit einer Stauungsbinde, die den Patienten um den Hals gelegt wurde. Bier ging davon aus, dass eine Erhöhung des intrazerebralen Blutvolumens eine Stauung des Liquors im Rückenmarkskanal zur Folge hätte, wodurch ein Aufsteigen des Cocains verhindert würde. Seine Versuche offenbarten, dass tatsächlich auf diesem Wege eine Reduzierung der lebensgefährlichen Komplikationen erzielt werden konnten. Jedoch schränkte Bier dieses Verfahren selbst dieses Verfahren dahingehend ein, als dass es bei alten und sklerotischen Patienten aufgrund der Gefahr zerebraler Blutungen nicht angewendet werden sollte. Biers Versuche, mit größeren Verdünnungen eine Senkung der Nebenwirkungen zu erreichen, brachten zwei Erkenntnisse zutage. Erstens beobachtete Bier „bei größeren Verdünnungen eine größere Ausbreitung der Anästhesie nach kranial bei gleichzeitiger Erhaltung der Berührungssensibilität und zweitens eine Reduktion der vital gefährdenden Nebenwirkungen"[214]. Da sich die Einhaltung der Berührungssensibilität als nachteilig erwies, empfahl Bier dieses Verfahren nur für sehr verständige Kranke. Sein Vorschlag, Cocain durch weniger giftige Stoffe zu ersetzen, sollte sich später als die einzig richtige und durchführbare Lösung des Problems herausstellen.[215]

Die Rückenmarksanästhesie im Gebiet des Lendenmarks wurde sukzessive immer weiterentwickelt. Der Chirurg Martin Kirschner (1879-1942) erreichte eine Rücken-

---

[214] F.-W. SYDOW (1987), S. 44.
[215] Vgl. F.-W. SYDOW (1987), S. 44f.

marksanästhesie mittels einer Luftplombe und unter Ausnutzung verschiedener spezifischer Gewichte der betäubenden Flüssigkeit. Während bei früheren Rückenmarksbetäubungen alles, was unterhalb der Einspritzstelle lag, anästhesiert wurde, wurde es schließlich möglich, bestimmte Ausschnitte an Nerven zu betäuben.[216]

4.2.7 Kombination mit Adrenalin

Der Chirurg Heinrich Braun (1862-1934) hat im Jahr 1903 die Möglichkeit beschrieben, dem Cocain Adrenalin zuzusetzen und somit die rasche Resorption des Lokalanästhetikums in den Kreislauf zu verzögern, was wiederum das Auftreten höherer Blutspiegel verhindert.[217] Ausgangspunkt dieser Entdeckung war, dass Braun 1895 in seinem Laboratorium für mikroskopische und bakteriologische Untersuchungen das Schleichsche Infiltrationsverfahren sowie die von Halsted begründete und von Oberst weiterentwickelte Leitungsanästhesie am eigenen Körper studierte. Dabei erkannte Braun die Begrenztheit der Obertschen Methode durch die Notwendigkeit der Blutleere, durch die das giftige Cocain nicht in den Kreislauf gelangen konnte. Dies was bisher nur mit Abschnüren der Gliedmaßen möglich. Im Rahmen seiner Untersuchungen erfuhr Braun im Frühjahr 1900 aus einem Fachartikel, dass der amerikanische Physiologe und Chemiker John Jacob Abel (1857-1938) aus „tausenden von Schafsnebennieren einen bei lokaler Anwendung blutgefäßverengenden sowie die Gewebe blutleer machenden Extrakt gewonnen habe"[218]. Beim Lesen dieser Notiz kam Braun der Einfall, dass die auf solche Weise zu erreichende Blutleere eventuell für die lokale Betäubung nutzbar gemacht werden könnte. Braun besorgte sich daraufhin eine Probe dieser Substanz, die als „Adrenalin" in den pharmakologischen Sprachschatz eingegangen ist.[219]
Braun mischte Cocain mit Adrenalin und spritzte sich diese Verbindung in den Vorderarm. Von diesem Augenblick an wusste Braun nach eigener Aussage, dass eine neue

---

[216] Vgl. H. HELLNER (1948), S. 46.
[217] Vgl. D. JANKOVIC (2008), S. 7.
[218] B. KARGER-DECKER (1984), S. 224.
[219] Vgl. B. KARGER-DECKER (1984), S. 224f.

Zeit für die örtliche Betäubung angebrochen ist. [220] Ausgangspunkt dieses neuen Ansatzes war zudem die Beobachtung von Corning, dass je langsamer ein Mittel resorbiert wird, es eine umso intensivere und extensivere örtliche Wirkung entfalten kann. Demnach wurde die künstliche Verzögerung der Resorption als ein wichtiges Hilfsmittel der Lokalanästhesie erkannt. Im Gegensatz zu Braun versuchte Corning, die Resorption auf dem umständlichen mechanischen Weg aufzuhalten. [221]

Brauns Ansatz beruht generell auf der Tatsache, dass die Giftwirkung des Cocains in direktem Bezug zu dessen Aufsaugung durch das Blut aus dem Gewebe steht. Infolge des Zusatzes von gefäßverengendem, blutleer machenden Adrenalin gelang es Braun, die Resorptionsgeschwindigkeit der Cocainlösung zu verlangsamen, so dass diese länger am Anwendungsort lagern konnte, wodurch sich der Anästhesieeffekt steigern bzw. sich die benötigte Cocainmenge senken ließ. Das Adrenalin wurde im Übrigen vom japanischen Handelschemiker Jokichi Takamine (1854-1922) und vom amerikanischen Physiologen Thomas Bell Aldrich (1861-1939) unabhängig voneinander 1901 als Nebennierenmarkhormon isoliert. Da der Bedarf der Chirurgen an Adrenalin stark stieg, erschien es wünschenswert, den Stoff künstlich herstellen zu können. Dies gelang dem deutschen Industriechemiker Friedrich Stolz (1860-1936) im Jahr 1904. Stolz gewann das erste künstliche Hormon aus einem Nebenprodukt des Steinkohlenteers. Diesem Stoff, der an Wirksamkeit dem Adrenalin nicht nachsteht, gab Stolz den Namen „Suprarenin". [222]

Das Adrenalin fand sehr schnell Eingang in die klinische Praxis. Durch das Adrenalin kam es sogar zu einer Renaissance des Cocains, dem mehr und mehr Skepsis entgegengebracht wurde. Im Gegensatz zu fast allen anderen Lokalanästhetika, die seinerzeit auf dem Markt waren, war Cocain in Kombination mit Adrenalin verwendbar. [223]

---

[220] Vgl. M. DAUBLÄNDER (2003), S. 555.
[221] Vgl. E. BEN-ZUR (1960), S. 35.
[222] Vgl. B. KARGER-DECKER (1984), S. 225f.
[223] Vgl. F.-W. SYDOW (1987), S. 46.

4.2.8 Therapien mit Cocain

Carl Ludwig Schleich machte neben seinen Ansätzen zur Infiltrationsanästhesie noch eine weitere Entdeckung, nämlich die Therapie mit einem Lokalanästhetikum. In seinem 1894 erstmalig aufgelegten Werk „Schmerzlose Operationen" erwähnte Schleich zum einen seine Bestrebungen, mittels der Injektion dünnster Cocain-Morphium-Lösungen bei allen Formen von Neuralgien an Ort und Stelle der Affektionen schmerzlindernde Effekte zu erzielen. Zum stellte er seinen Ansatz vor, mit Cocain therapeutisch einzuwirken und auf diesem Weg zu einer Methode der differentiellen Diagnose objektiver oder simulierter Schmerzen zu gelangen. So stand es für Schleich außer Frage, dass es mit Hilfe perkutaner Injektionen nach vorheriger Ätherisation möglich ist, den lokalen Schmerz verschiedenster Pathogenes aufzuheben. Schleich berichtet davon, dass Neuralgien und Rheumatismus aller Art häufig durch Injektionen von zehn bis zwölf Gramm einer dünnen Cocain-Morphium-Lösung völlig aufgehoben wurden. So könnten beispielsweise ein Schulterrheumatismus, ein Lumbago und eine Interkostalneuralgie damit zum augenblicklichen Nachlass gebracht werden. Schleich bekannte, dass er sich über den genauen Wirkungsmechanismus nicht im Klaren wäre. Auch verfolgte er diesen Ansatz später nicht mehr weiter, was augenscheinlich darauf zurückzuführen ist, dass die Unzulänglichkeit der benutzten Anästhesielösung immer deutlicher wurde.[224]

4.3 Erkennen der Gefahren von Cocain

Im Folgenden wird auf das sukzessive Erkennen der Gefahren von Cocain eingegangen, wobei zunächst die auftretenden Intoxikationen thematisiert werden. Anschließend wird die Cocainabhängigkeit einiger bekannter Ärzte gegen Ende des 19. Jahrhunderts erörtert, bevor die psychischen Gefahren des Cocains dargelegt werden.

---

[224] Vgl. M. DOSCH (1976), S. 15f.

4.3.1 Dosierung des Cocains

Im Kontext der Gefahren von Cocain wurde vor allem dessen Dosierung untersucht. In Frankreich beschäftigte sich Paul Reclus mit den Fragen der Dosierung, nachdem er eine Liste von 30 Cocain-Todesfällen erhalten hatte. Diese Patienten hatten Lösungen von bis zu 30 Prozent erhalten.[225] Reclus analysierte diese Todesfälle und bemerkte, dass nur neun davon echte Cocaintodesfälle waren, darunter sechs durch Überdosierung. Reclus war ein Befürworter der Lokalanästhesie durch Cocain und wollte für die Erhaltung kämpfen. Reclus erkannte durch seine kritische Studien der Literatur sowie durch seine klinischen Erfahrungen am Pariser Hospital Pitié, dass die Menge und die Konzentration des Cocains von großer Bedeutung für das Resorptionsgefälle und die Resorptionsgeschwindigkeit sind.[226]

Reclus begann, die Cocainkonzentrationen sukzessive zu senken. Er veröffentlichte 1889 einen Erfahrungsbericht über 300 Operationen, bei denen 2-prozentiges Cocain zum Einsatz kam. Diese Operationen verliefen alle ohne wesentliche Komplikationen. 1890 hatte Reclus weitere 500 Operationen durchgeführt, in deren Rahmen lediglich eine 1-prozentige Konzentration eingesetzt wurde.[227] Reclus war nun danach bestrebt, eine noch unterhalb der erreichen Grenze liegende mögliche Minimaldosis zu entdecken, die ein schmerzfreies Operieren mit gleichsam weitestgehendem Ausschluss von Störungen erlauben würde. Reclus dachte dabei an eine 0,5-prozentige Cocainlösung. Er wollte jedoch keinem Patienten ein solches Experiment zumuten, so dass er sich zu einem Selbstversuch entschloss. Hierzu kam ihm eine sich ausbreitende Geschwulst gelegen, die sich auf seinem rechten Zeigefinger befand.[228] Bei der Operation am eigenen Zeigefinger setzte Reclus dann eine 0,5-prozentige Cocainlösung ein. Da die Operation völlig schmerzfrei und ohne Nebenwirkung verlief, plädierte er nun für eine 0,5-prozentige Lösung.[229] Im Jahr 1895 veröffentlichte Reclus schließlich seinen Bericht über 7.000 erfolgreiche Lokalanästhesien. Der Bericht mit Titel „L'anaesthésie localisée

---

[225] Vgl. F. POVACZ (2007), S. 107f.
[226] Vgl. H. KILLIAN (1973), S. 8.
[227] Vgl. F. POVACZ (2007), S. 107f.
[228] Vgl. B. KARGER-DECKER (1984), S. 205.
[229] Vgl. F. POVACZ (2007), S. 107f.

par la cocain" war ein entscheidender Beitrag zur Rettung der Lokalanästhesie.[230] Das Werk sorgte in der Fachwelt für ein großes Aufsehen und bewahrte der Lokalanästhesie ihren Platz in der Chirurgie. Allerdings ließ sich das aufkommende Misstrauen gegenüber Cocain auch durch Reclus' Ansatz nicht überdecken.[231]

4.3.2 Vergiftungserscheinungen bei der Lokalanästhesie mit Cocain

Die Cocainbegeisterung im Zeitraum von 1886-1888 ebbte aufgrund einer großen Anzahl von Todesfällen erheblich ab, zumal die Verwendungsmöglichkeit des Cocains zur Lokalanästhesie verstärkt in Frage gestellt wurde. So zeigten sich bei einigen Operationen, in denen Cocain zur Lokalanästhesierung verwendet wurde, bei den Patienten Angst, Atemnot, Kollaps, Schweißausbrüche, Krämpfe, Todesblässe und Ohnmachtsanfälle, die nicht immer vorbeigingen, sondern manchmal tödlich endeten.[232] Zahlreiche Vergiftungsfälle dämpften die anfängliche Begeisterung, die mit der Entdeckung des Cocains aufgekommen war.[233] Von Jahr zu Jahr nahm die Zahl der Veröffentlichungen über Cocainintoxikationen zu. Der Index medicus verzeichnete im Jahr 1885 vier Veröffentlichungen zu diesem Thema. Im Jahr 1886 waren es bereits neun Veröffentlichungen, im darauffolgenden Jahr sogar 16.[234]

Aus Mangel an Erfahrung wurden seinerzeit oftmals zu starke Cocainlösungen verwendet, die leichte, schwere oder tödliche Vergiftungen zur Folge hatten und zwar bei jeder Art der Applikation (intern, subkutan, auf Schleimhäuten).[235] So wurden zu dieser Zeit verhältnismäßig konzentrierte Lösungen von zwei bis 20 Prozent verwendet.[236] Bei Schleimhautanästhesien wurden mitunter sogar 30-prozentige Lösungen eingesetzt, für Infiltrationen bis zu 5-prozentige Lösungen. Die Gesamtmenge an verabreichtem Cocain betrug bis zu 4 Gramm, wobei Dosierungen zwischen 0,6 und einem Gramm die

---

[230] Vgl. H. KILLIAN (1973), S. 8.
[231] Vgl. B. KARGER-DECKER (1984), S. 206.
[232] Vgl. H. KILLIAN (1973), S. 8.
[233] Vgl. B. RUPP (1978), S. 9f.
[234] Vgl. F.-W. SYDOW (1987), S. 41.
[235] Vgl. I. KRÜSSMANN (1947), S .8.
[236] Vgl. E. BEN-ZUR (1960), S. 33.

Regel waren. Dabei wurden tödliche Zwischenfälle schon nach einer Cocain-Applikation von 0,35 Gramm bekannt.[237]

Die Angst der Ärzte vor der Verwendung von Cocain zur Lokalanästhesie wurde 1887 weiter gesteigert, als sich der Petersburger Chirurgieprofessor Sergej Kolomnin im Anschluss an eine misslungene Operation das Leben nahm. Kolomnin operierte eine Patientin wegen Darmtuberkulose, doch starb die Patientin an der Giftwirkung des Cocain, das zuvor in die Schleimhaut ihres Mastdarmes eingespritzt wurde.[238]

James Leonard Corning wies bereits 1885 als erster auf die Gefahren der Anästhesierung mit Cocain hin. Corning ging davon aus, dass eine Substanz, die eine starke chemische Verwandtschaft zu den Nerven aufweist, auch auf das Herz und das zentrale Nervensystem wirken muss, wenn sie in konzentrierter Lösung in den Blutstrom gelangt. Zum Nachweis dieser Feststellung konzipierte Corning eine Methode, mit welcher bei verdünnten Lösungen – ein Viertel bis ein Drittel Prozent – die gleichen betäubenden Wirkungen erzielt werden können. Direkt nach der Injizierung des Cocains sollte man durch mechanische Einwirkung den Blutstrom unterbrechen. Hierfür verwendete Corning unter anderem Klemmen und mit Kautschuk überzogene Ringe. Cornings Ansätze fanden jedoch zunächst kaum Resonanz.[239] Nach und nach setzte sich aber Cornings Erkenntnis durch, dass die Ursachen für die Komplikationen bei der Cocainanästhesierung primär in der Konzentration der Dosis begründet liegt und nicht in der absoluten Dosis.[240] So ist hervorzuheben, dass die toxische Wirkung des Cocains lediglich von der im Augenblick zugeführten Menge abhängig ist. Eine Kumulation mehrerer kleiner Dosen, die nacheinander verabfolgt werden, erfolgt nicht. Demnach ist die Giftigkeit weniger auf die absolute Dosis zurückzuführen, sondern vielmehr auf die Konzentration der eingeführten Lösung. Eine Cocainvergiftung des zentralen Nervensystems, d.h. das klinische Bild der allgemeinen Cocainvergiftung, tritt dann ein, wenn das Blut, das durch

---

[237] Vgl. F.-W. SYDOW (1987), S. 41.
[238] Vgl. B. KARGER-DECKER (1984), S. 204.
[239] Vgl. E. BEN-ZUR (1960), S. 33.
[240] Vgl. L. BRANDT (1997), S. 232.

das Zentralnervensystem fließt, auch nur für einen Augenblick das Alkaloid in einer für das Organ wirksamen Konzentration enthält.[241]

Die Suchtgefahren des Cocains erschütterten auch den Glauben, dass dieser Stoff ein Heilmittel gegen die Morphiumabhängigkeit darstellen würde. Vor allem Albrecht Erlenmeyer kommt das Verdienst zu, in seiner Monographie über „Die Morphiumsucht und ihre Behandlung" von 1887 auf die Toxizität von Cocain hingewiesen zu haben. Erlenmeyer widersprach der Ansicht, dass Cocain ein Gegengift des Morphiums sei. Vielmehr ging Erlenmeyer davon aus, dass das Cocain nur ein minderwertiges Substitut darstellt, das psychisch nur kurzzeitig wirkt und die Gefahr schwerer Herzstörungen mit sich bringt. Erlenmeyer hatte bei acht Morphiumabhängigen sowie bei einigen nicht-morphiumsüchtigen Nervenkranken 236 Cocaineinspritzungen vorgenommen. Dabei fokussierte er sich auf die Steigerung der Pulsfrequenz bei den Patienten. Infolge den von ihm konstatierten Nebenwirkungen von Cocain, die neben den Pulssteigerung u.a. auch psychische Schwäche, Gedächtnisabnahme, depressive Verstimmung und Abmagerung umfassten, bemerkte Erlenmeyer, dass es die Pflicht der Staatsbehörden wäre, die subkutane und innerliche Anwendung von Cocain zu verbieten.[242]

4.3.3 Cocainabhängigkeit von Ärzten

Die Skepsis gegenüber Cocain wurde zudem dadurch gesteigert, dass viele Ärzte in eine Cocainabhängigkeit gerieten, zumal es zur damaligen Zeit Usus war, die Wirkung des Cocains im Eigenversuch durch Bestreichung der Zunge oder der Wangenschleimhaut zu überprüfen. Da die Wirkung des Cocains als leistungsfördernd und stimulierend angesehen wurde, wurde die Dosis sukzessive erhöht.[243] William Halsted machte die Erfahrung, dass ein Absetzen von Cocain zu Schwindel, Zittern, Blässe, Atemnot, Schlaflosigkeit sowie zu schweren vegetativen Störungen führt.[244] Halsted, der schließlich cocainabhängig wurde, konnte zwar seine Sucht überwinden, allerdings war seine psychi-

---

[241] Vgl. I. KRÜSSMANN (1947), S. 11.
[242] Vgl. M. AMBERGER-LAHRMANN (1988), S. 35f.
[243] Vgl. L. BRANDT (1997), S. 231.
[244] Vgl. M. AMBERGER-LAHRMANN (1988), S. 35.

sche Verfassung danach verändert.[245] So konnte Halsted schon nach wenigen Jahren Cocainsucht seinen Beruf nicht mehr wie zuvor ausüben.[246] Seine Sucht war allem Anschein auch dafür verantwortlich, dass Halsted selbst nur eine einzige Veröffentlichung zum Thema Infiltrationsanästhesie herausgab, die am 12.9.1885 im „New York Medical Journal" erschien. Später fanden sich in Halsted Nachlass Manuskripte zu Veröffentlichungen zu diesem Thema, die aber niemals publiziert wurden.[247] Immerhin wurde Halsted später aufgrund seines einstigen wissenschaftlichen Ansehens zum Professor für Chirurgie an der Universität in Baltimore ernannt.[248] Allerdings war er weiterhin – nach insgesamt zwei Entziehungskuren – Cocainkonsument, jedoch verstand er es, mit der Abhängigkeit zu leben. Während er früher schnell und brillant operierte, arbeitete er nun sehr langsam und methodisch.[249] Infolge seiner negativen Erfahrungen mit Cocain verzichtete Halsted bis zur Auffindung besserer lokanlanästhesierender Mittel auf den Gebrauch der örtlichen Betäubung zugunsten der Vollnarkose, die sich mittlerweile verbessert hatte.[250] Auch sein Kollege Richard Hall fiel der Cocainsucht zum Opfer und wurde nur 40 Jahre alt.[251]

4.3.4 Psychische Nebenwirkungen von Cocain

Neben physischen Schädigungen kann Cocain auch Psychosen auslösen. Giusto Coronedi (1863-1941) erstellte 1921 eine systematische Einteilung der Cocainpsychosen:

1. Akute Cocainwirkung: Bei erstmaliger Intoxikation treten Rauscherscheinungen auf, wobei durchaus stärkere ängstliche Beklemmung hervorgerufen werden kann.

---

[245] Vgl. B. RUPP (1978), S. 9f.
[246] Vgl. L. BRANDT (1997), S. 231.
[247] Vgl. F.-W. SYDOW (1987), S. 39f.
[248] Vgl. B. KARGER-DECKER (1984), S. 202f.
[249] Vgl. F.-W. SYDOW (1987), S. 40.
[250] Vgl. B. KARGER-DECKER (1984), S. 202f.
[251] Vgl. B. RUPP (1978), S. 9f.

2. Chronische Cocainwirkung: Cocainomanie, „d.h. Auftreten zeitweiser Betäu-
bungssucht bei Epileptoiden oder anderen Psychopathen (entsprechend dem Bild
der Dipsomanie)"[252].

3. Subakute Cocaindelirien: Auftreten eines ängstlich-paranoiden Syndroms mit
optischen, taktilen und akustischen Halluzinationen sowie starker motorischer
Erregtheit. Auftreten eines oneroiden Syndroms mit ängstlicher Stimmung.

4. Cocainwahnsinn oder chronisches systematisiertes Cocaindelirium.

5. Korsakow-Cocainpsychose.

6. Cocainparalyse.[253]

4.4 Suche nach Ersatzpräparaten

Seit der Verwendung des Cocains in der Lokalanästhesie unternahm die pharmazeutische Industrie Anstrengungen zur Gewinnung des reinen Alkaloids. So wurde versucht,
die recht aufwändige Gewinnung des natürlichen Cocains durch die Umwandlung der
Nebenalkaloide und abgeleiteten Pflanzenbasen zu bereichern. Denn die gestiegene
Verwendung der Alkaloide der Cocablätter in der Chirurgie als Lokalanästhetika führte
zu einer erhöhten Nachfrage nach den reinen Alkaloiden, die lediglich zu einem Prozent
in den Cocablättern enthalten waren. Die Schwierigkeiten der Cocaingewinnung verstärkten sich noch durch die in den Cocablättern enthaltenen homologen Alkaloiden, die
vor allem bei den Pflanzen ausgeprägt waren, die auf außeramerikanischem Gebiet an-
gebaut wurden. Die damals eingesetzten Verfahren zur Aufbereitungen der Nebenalkaloide waren so ineffizient, dass die Suche nach neuen Wegen zu einer Synthese des
Tropins, aus dem die Alkaloide aufgebaut sind, unumgänglich schien. Ab 1888 kamen
schließlich in zunehmendem Maße Ersatzpräparate auf den Markt.[254] Die Suche nach
Ersatzpräparaten begann bereits kurz nach der Einführung, des Cocains, als sich neben

[252] M. AMBERGER-LAHRMANN (1988), S. 39.
[253] Vgl. M. AMBERGER-LAHRMANN (1988), S. 38f.
[254] Vgl. P. RIDDER (1993), S. 113f.

den hohen Kosten für dieses Präparat auch die erheblichen gesundheitlichen Gefahren zeigten.[255]

Auch August Bier forderte auf dem 30. Deutschen Chirurgenkongress 1901, dass Cocain durch weniger toxische Substanzen ersetzt werden sollte. Zu diesem Zeitpunkt waren Bier schon verschiedene synthetische Lokalanästhetika (u.a. Akoid und Aneson) bekannt, die jedoch alle keinen Ersatz für das Cocain darstellten.[256]

Heinrich von Braun definierte schließlich 1905, als die Suche nach Ersatzpräparaten schon lange im Gange war, welche Eigenschaften ein Mittel, das zur Lokalanästhesie geeignet ist, aufweisen muss:

- Niedrigere Toxizität in Relation zur örtlichen anästhesierenden Potenz als Cocain.
- Gute Resorption des Mittels bei absolutem Fehlen von Reizerscheinungen am Applikationsort (Entzündungen, zu starke Hyperämie, Nekrosen, Infiltrate).
- Keine negativen Auswirkungen auf die Wundheilung.
- Lange Haltbarkeit, relativ leichte Sterilisierbarkeit und Wasserlöslichkeit.
- Kombinierbarkeit mit Suprarenin, ohne dessen gefäßverengende Wirkung abzuschwächen.

Die letzte Eigenschaft bezog sich auf Brauns Entdeckung aus dem Jahr 1902, dass Suprarenin die Intensität und Dauer der Lokalanästhesie verstärken kann, ohne selbst anästhetisch wirksam zu sein. Dieser Effekt lässt sich durch die Eigenschaft des Suprarenins erklären, örtlich eine starke Vasokonstriktion hervorzurufen, wodurch sich natürlich die Resorption des eingespritzten Mittels verzögert.[257]

---

[255] Vgl. I. KRÜSSMANN (1947), S. 13.
[256] Vgl. F.-W. SYDOW (1987), S. 45.
[257] Vgl. M. DOSCH (1976), S. 19.

4.4.1 Tropacocain

Der Chemiker Friedrich Giesel (1852-1927) entdeckte 1891 das Tropacocain in den Blättern des javanischen Cocastrauchs. Das Tropacocain entsteht durch die Elimination der Carboxymethoxygruppe aus dem Cocain. Zur Anwendung kamen üblicherweise 4-5-prozentige Lösungen. Im Gegensatz zu Cocain besitzt das Tropacocain keine gefäßverengende Wirkung. Zudem lässt es sich durch Kochen leicht sterilisieren, ohne dass es dabei zerfällt.[258] Dieses früheste Ausweichmittel erwies sich zwar als weniger giftig als Cocain, jedoch auch als weniger wirksam.[259]

4.4.2 Orthoform

Der Chemiker Alfred Einhorn (1856-1917) und der Pharmakologe Robert Heinz (1865-1924) erkannten 1898, dass sämtliche Stoffe, die chemisch zur Gruppe der aromatischen Amidooxyester zu zählen sind, die Eigenschaften aufweisen, eine örtliche Betäubung herbeizuführen. Am besten wirkte der p-Amido-m-Oxybenzoesäuremethylester, ein weißes und schwer wasserlösliches Pulver, das den Namen Orthoform erhielt.[260] Orthoform ist eine Verbindung, die aus dem einfachsten basischen Rest, der Amino-gruppe, und einfachen Benzoesäureestern zusammengesetzt ist. Diese Verbindung vermag Schleimhäute nur wenig zu durchdringen und wirkt lediglich dort stark lokalanästhesierend, wo sie mit freiliegenden sensiblen Nervenstämmchen und –endungen in Berührung kommen, d.h. in der Wunde.[261] Ebenso wie Cocain lähmt Orthoform sämtlichen peripheren sensiblen Apparate (Nervenendigungen und –stämme), mit denen es in direkte Berührung gebracht wird. Aufgrund seiner weitgehenden Unlöslichkeit kann es nur auf Wundflächen verwendet werden.[262]

---

[258] Vgl. S. KNEER (1987), S. 14.
[259] Vgl. B. KARGER-DECKER (1984), S. 227.
[260] Vgl. M. DOSCH (1976), S. 18.
[261] Vgl. H. GEBHARDT (1947), S. 235.
[262] Vgl. FARBWERKE VORMALS MEISTER, LUCIS & BRÜNING (1903), S. 81f.

In der Münchner Medizinischen Wochenzeitschrift gaben Einhorn und Heinz bekannt, dass es ihnen gelungen sei, eine Substanz zu finden, die bei totaler Ungiftigkeit lokal vollkommen und dauernd anästhesiert. Letzteres erfolge dadurch, dass das Orthoform als nur schwer löslicher Körper an Ort und Stelle liegenbleibt und so beständig zur Einwirkung gelangt.[263]

4.4.3 Eucain B

Albrecht Schmidt (1864-1945) und Carl Dietrich Harries (1866-1923) stellten 1897 unabhängig voneinander Eucain B her, das aufgrund der wesentlich untoxischeren Wirkung gegenüber Cocain rasch Verbreitung in der Orphtalmologie, Larynologie, Zahnheilkunde, Rhinologie, Urologie sowie in der allgemeinen Chirurgie fand. Dadurch konnte Cocain teilweise verdrängt werden.[264] In der Augenheilkunde musste Eucain B aufgrund seiner Reizwirkungen allerdings mit großer Vorsicht verwendet werden.[265]

Bereits 1895 stellte Georg Merling (1856-1939) Eucain A her, das weniger toxisch als Cocain und zudem hitzesterilisierbar war. Allerdings traten nach der Injektion von Eucain A Reizwirkungen und Hyperämie des Gewebes auf, so dass sich das Mittel nicht als Substitut für Cocain eignete.[266]

Der Assistenzarzt Fritz Engelmann griff in einem Artikel der Münchener Medizinischen Wochenzeitschrift vom 30. Oktober 1900 die Kritik an der Verwendung von Cocain bei der Bierschen Methode auf. Engelmann verwies darauf, dass einige Mediziner das Mittel Eucain B für geeigneter hielten, da zahlreiche Versuche ergeben hätten, dass dieses Mittel eine drei- bis viermal weniger giftige Wirkung aufweist als das Cocain. In Bezug auf die Wirksamkeit seien – so die Mediziner - Cocain und Eucain B zu vergleichen. Wenn überhaupt habe das Eucain B nur eine minimal geringere Wirksamkeit als Cocain. Im Rahmen des Artikels berichtet Engelmann von einem Selbstversuch, um diesen Sachverhalt näher zu untersuchen. So ließ er sich 0,01 Milliliter Eucain B in den Lum-

---

[263] Vgl. M. DOSCH (1976), S. 18.
[264] Vgl. W. MÜLLER-JAHNCKE / C. FRIEDRICH (1996), S. 158.
[265] Vgl. P. SIEDLER (1914), S. 93.
[266] Vgl. W. MÜLLER-JAHNCKE / C. FRIEDRICH (1996), S. 158.

balsack injizieren, was völlig schmerzlos gewesen wäre. Kurz darauf sei ein Taubheitsgefühl in beiden Füßen eingetreten. Eine halbe Stunde nach der Injektion seien leichte
ziehende Schmerzen im Kreuz entstanden, die sich im Lauf der nächsten Stunde derart
steigerten, dass ein Sitzen auf dem Stuhl nicht möglich war. Zudem setzten Übelkeit,
Kopfschmerzen, Schüttelfrost und Erbrechen ein. Ferner traten Präkordialangst, ein An-
fall von Dyspnoe und motorische Unruhe auf. Auch am nächsten Tag zeigten sich noch
starke Nebenwirkungen. Somit kam Engelmann zu dem Schluss, dass der Versuch, Cocain mit Eucain B zu ersetzen, nach jeder Richtung hin als gescheitert zu betrachten
ist.[267] Nichtsdestotrotz fand Eucain B – vor allem wegen seiner um die Hälfte niedrige-
ren Toxizität gegenüber Cocain – Verwendung in der Infiltrations- sowie in der Lumbalanästhesie.[268]

Heinrich Braun wies in der medizinischen Wissenschaftszeitschrift „Archiv für klinische Chirurgie" 1903 darauf hin, dass die Eucain-Anästhesie analog zur Cocain-
Anästhesie durch den Zusatz von Adrenalin gesteigert werden kann. So würde die allgemeine Giftwirkung des Eucains bei gleichzeitiger Adrenalinanwendung herabgesenkt.
Braun berichtet dabei von einem Versuch, in dessen Rahmen einem Kaninchen 1 ccm
einer Adrenalinlösung (Verhältnis 1:1000) unter die Schädeldecke injiziert hat. Zehn
Minuten später wurde an derselben Stelle 0,1 Gramm Cocain (in 10-20-prozentiger Lösung) pro Kilo Tier injiziert. Es zeigten sich nur sehr leichte Intoxikationserscheinungen, während die gleiche Menge Cocain die schwersten Vergiftungen hervorgerufen
hätten.[269]

Der Arzt Otto Simon von der Chirurgischen Universitätsklinik Heidelberg führte in der
Münchener Medizinischen Wochenzeitschrift 1904 an, wann die Kombination von Eucain B und Adrenalin besonders wirksam und empfehlenswert ist:

- Exstirpationen von subkutan oder tiefliegenden Tumoren
- Keilexzision kleiner Lungentumore und Lippenkarzinomen
- Exzision und Angiomen
- Operationen am Kiefer (Zahncysten und –extraktionen, Epulis)

---

[267] Vgl. F. ENGELMANN (1900), S. 1531f.
[268] Vgl. F.-W. SYDOW (1987), S. 45.
[269] Vgl. H. BRAUN (1905), S. 7.

- Abmeißelung von Knochenvorsprüngen
- kleine plastische Gesichtsoperationen[270]

4.4.4 Holocain

Als einzig brauchbares Cocain-Ersatzmittel in der Augenheilkunde bezeichnete der Augenarzt Julius Hirschberg (1843-1925) das Holocain.[271] Holocain ist ein salzsaures p-Diaethoxyaethenyldiphenylamidin und gehört zur Gruppe der Amidine.[272] Holocain wird durch Vereinigung molekularer Mengen von Phenacetin und Phenetidin dargestellt.[273] So erhält man durch Einwirkung von Phosphoroxychlorid auf ein Gemisch von para-Phenetidinsulfat und Phenacetin das schwefelsaure Holocain, aus welchem durch Natronlauge die Base abgeschieden wird. Die freie Base lässt sich in heißer Salzsäure lösen, aus welcher nach dem Erkalten das salzsaure Salz als weißes Kristallpulver abgeschieden werden kann. Demnach ist die freie Base ein in Wasser und Alkohol unlösliches Kristallpulver, dagegen löst sich das salzsaure Holocain bis zu zwei Prozent in Wasser.[274] Während Holocain in der allgemeinen Chirurgie keine Rolle spielte, wurde es neben der Augenheilkunde auch in der Laryngologie und in der Zahnheilkunde verwendet.[275]

Holocain wirkt bei Einträufelung in den Cornealsack besser als Cocain, da die Anästhesie schneller eintritt und zudem nicht das Epithel der Cornea austrocknet. Zudem beeinflusst Holocain nicht die Pupillenweite und die Zirkulation im Augeninneren. Ferner haben Holocainlösungen im Vergleich zu Cocainlösungen den Vorzug, dass sie eine stark antiseptische Wirkung aufweisen. Eine 1-prozentige Holocainlösung hat sich nicht nur bei kleineren Operationen am Auge (z.B. Fremdkörperentfernung), sondern auch bei größeren Eingriffen (z.B. Schieloperationen) bewährt.[276]

---

[270] Vgl. O. SIMON (1905), S. 16.
[271] Vgl. BUESS (1958), S. 3072.
[272] Vgl. FARBWERKE VORMALS MEISTER, LUCIS & BRÜNING (1903), S. 117.
[273] Vgl. I. KRÜSSMANN (1947), S. 13.
[274] Vgl. FARBWERKE VORMALS MEISTER, LUCIS & BRÜNING (1903), S. 117.
[275] Vgl. P. SIEDLER (1914), S. 94.
[276] Vgl. FARBWERKE VORMALS MEISTER, LUCIS & BRÜNING (1903), S. 117ff.

4.4.5 Alypin

Im Jahr 1905 bescheinigte der Berliner Augenarzt W. Seeligsohn in der Deutschen Medizinischen Wochenzeitschrift dem Alypin, ein vorzügliches Anästhetikum für die augenärztliche Praxis zu sein, da dieser Stoff die gleiche anästhesierende Wirkung wie Cocain aufweist, aber weniger Nebenwirkungen hat. So würde nach Operationen, bei der Alypin als Anästhetikum eingesetzt wurden, keine Akkommodationsstörungen, Mydriasis, Druckerhöhung, Austrocknung der Cornea oder Intoxikation eintreten. Die Schmerzempfindung bei Alypin sei in den meisten Fällen nur sehr gering und keinesfalls größer als bei der Anwendung von Cocain. Besonders geeignet sei Alypin bei Glaukomoperationen, da Alypin die Pupille nicht erweitert und keinen Effekt auf den Augendruck hat.[277] Ebenfalls 1905 ließ Heinrich Braun in der Deutschen Medizinischen Wochenzeitschrift verlautbaren, dass Alypin ein Mittel mit stark anästhesierender Wirkung sei, welches durch den Zusatz von kleinen Suprarenindosen noch erheblich gesteigert werden kann. Allerdings würde Alypin eine ausgesprochene Reizwirkung sowie Gewebeschädigungen am Applikationsort hervorrufen. Bei einer endermatischen Injektion einer 5-prozentigen Alypinlösung würde Gangrän verursacht werden. Aus diesem Grund sah Braun Alypin nicht geeignet als Substitut für Cocain.[278]

4.4.6 Stovain

Der Apotheker Ernest Fourneau (1872-1949) entwickelte 1903/04 das Stovain, dessen Namen er von der englischen Bedeutung seines Namens (Fourneau/Stove = Ofen) ableitete.[279] Die Giftigkeit des Stovain ist lediglich etwa halb so groß wie die des Cocains.[280] Heinrich Braun setzte sich 1905 in der Deutschen Medizinischen Wochenzeitschrift mit Stovain auseinander. Gemäß Braun eignet sich Stovain nur in wenigen Fällen (vor allem in der Medullaranästhesie) als Substitut für Cocain. Problematisch sei vor allem, dass

[277] Vgl. W. SEELIGSOHN (1905), S. 1396.
[278] Vgl. H. BRAUN (1905), S. 1669.
[279] Vgl. W. MÜLLER-JAHNCKE / C. FRIEDRICH (1996), S. 159.
[280] Vgl. P. SIEDLER (1914), S. 95.

die sauer reagierenden Stovain-Lösungen stark reizen und Gewebe schädigen würde. Dabei werden die unter Einwirkung des Mittels stehenden Gewebe stark hyperämisch und bluten stark beim Durchschneiden.[281]

4.4.6 Novocain (Procain)

Die etwa zwei Jahrzehnte andauernde Suche nach einem leistungsfähigen, reizlosen Cocain-Ersatzmittel erbrachte schließlich eine von Alfred Einhorn 1905 durchgeführte Synthese. Dieser entdeckte Stoff trug die Bezeichnung Novocain. Heinrich Braun urteilte – nach umfangreichen pharmakologischen Untersuchungen - in der Deutschen Medizinischen Wochenzeitschrift, dass Novocain ein ideales Anästhetikum sei, das nicht nur in der Lage sei, überall das Cocain zu ersetzen. Vielmehr sei es möglich, viel größere Mengen stark wirkender anästhesierender Lösungen ohne Schaden einspritzen zu können.[282] Braun verwendete bereits im selben Jahr Novocain als Lokalanästhetikum. Da Novocain auch in höheren Konzentrationen keine Gewebeirritation entfaltete und wesentlich weniger toxisch war als die anderen bis dahin bekannten Lokalanästhetika, fand es eine rasche Verbreitung in der klinischen Anwendung.[283] Zu den ersten Testern des neuen Stoffes gehörte auch der Breslauer Pharmakologe Johannes Biberfeld. Er konstatierte 1905, dass sich das Novocain genauso gut und schnell auf periphere sensible Nerven auswirkt wie Cocain. Selbst dicke Nerven wie der Ischiasnerv könnten bereits mit einer 0,25-prozentigen Novocainlösung betäubt werden. Zudem hätte das Novocain bei lokaler Anwendung keine Nebenwirkungen und würde auch in höheren Konzentrationen das Gewebe nicht reizen. Auch Heinrich Braun intensivierte seine Novocain-Versuche. Im Jahr 1905 untersuchte er drei örtliche Betäubungsmittel, nämlich Stovain, Alypin und Novocain. Während Stovain und Alypin – wie bereits erwähnt - in verschiedenen Punkten seine Bedingungen nicht erfüllen konnte, war er von der Novocain-Wirkung angetan. So würde Novocain eine gute und schnelle Anästhesierung herbeiführen. Injektionen mit Novocainlösungen seien bis zu einer Konzentration von fünf Pro-

---

[281] Vgl. H. BRAUN (1905), S. 1668.
[282] Vgl. P. RIDDER (1993), S. 114.
[283] Vgl. L. BRANDT (1997), S. 236.

zent völlig schmerzfrei.[284] Die Prüfung des Novocain durch Braun brachte im Detail folgendes Ergebnis:

- 0,1-prozentige isotonische Novocainlösung: schmerzlose Injektion, die Quaddel wird sofort anästhetisch. Allerdings ist die Anästhesie nur von kurzer Dauer, so dass nach drei bis fünf Minuten die Sensibilität wieder zurückkehrt.

- 0,5- und 1-prozentige Novocainlösung: schmerzlose Injektion, Dauer der Quaddelanästhesie zehn bzw. 15 Minuten.

- 5- und 10-prozentige Novocainlösung: Injektion bei 5-prozentiger Lösung schmerzlos, bei 10-prozentiger Lösung mit leichtem Schmerzreiz. Dauer der Quaddelanästhesie 17 bzw. 27 Minuten.[285]

Novocain wirkt auf die Nervenstämmchen und –stämme ebenso stark wie das Cocain. Auf die sensiblen Nervenendigungen wirkt Novocain wiederum deutlich schwächer als Cocain, da ihm das schnelle Durchdringungsvermögen des Cocains durch die Schleimhaut fehlt.[286]

Novocain weist generell eine hohe Verträglichkeit mit dem vasokonstriktorisch wirkenden Hormon Adrenalin auf. Da dadurch die anästhetische Wirkung verlängert werden konnte, wurde das Cocain nahezu vollständig verdrängt.[287] Novocain war nach seiner Entdeckung jahrzehntelang das Standard-Lokalanästhetikum der Zahnärzte und Chirurgen.[288] Novocain blieb bis weit in die 1960er Jahre trotz der Entwicklung weiterer Mittel das führende Lokalanästhetikum.[289]

Chemisch handelt es sich um ein Derivat der Para-Amino-Essigsäure, was wiederum der Ausgangsstoff für eine Vielzahl von Lokalanästhetika war, die von der pharmazeutischen Industrie unter den verschiedensten Namen angeboten wurden.[290]

---

[284] Vgl. M. DOSCH (1976), S. 20.
[285] Vgl. H. BRAUN (1905), S. 1669.
[286] Vgl. H. GEBHARDT (1947), S. 236.
[287] Vgl. W. MÜLLER-JAHNCKE / C. FRIEDRICH (1996), S. 157.
[288] Vgl. B. RUPP (1978), S. 11.
[289] Vgl. W. HÜGIN (1989), S. 82.
[290] Vgl. B. RUPP (1978), S. 11.

Die Entdeckung und klinische Einführung von Novocain führte zu einer Renaissance des Tropacocains, das schon 1891 entwickelt wurde. Vor allem August Bier war von den Eigenschaften des Novocains in der Lumbalanästhesie nicht überzeugt. Das Tropococain war nur etwas weniger toxisch als Novocain. Zudem führte Tropococain zu keiner motorischen Blockade, so dass die Atmung nicht beeinflusst wurde. Aus diesem Grund fand das Tropococain im Gegensatz zum Novocain eine große Verbreitung in der Lumbalanästhesie.[291]

4.4.7 Anaesthesin (Benzocain)

Nachdem sich herausstellte, dass bei der Anwendung von Orthoform vereinzelte Fälle von Idiosynkrasie bei den Patienten auftauchten, wurde nach einem Mittel gesucht, das ebenso gut wie Orthoform anästhesieren kann, jedoch keine Phenolgruppe mehr enthalten. So wurde das Auftreten von Idiosynkrasie bei der Orthoform-Anwendung auf dessen Verwandtschaft mit Phenol zurückgeführt. Ein geeignetes Mittel schien Anaestesin zu sein, das bereits 1890 von Eduard Ritsert (1859-1946) hergestellt wurde. Anaesthesin ist ein para-Amidobenzoesäureaethylester und wird dargestellt, indem man den p-Nitrobenzoesäureaethylester mittels Zinn und Salzsäure reduziert. Es ist ein feines, weißes, leicht zerstäubbares Kristallpulver, das in kaltem Wasser fast unlöslich und in heißem Wasser schwer löslich ist.[292] Im Gegensatz zu anderen Lokalanästhetika ist Anaesthesin neutral, also ionisierbar.[293] In Bezug auf seine Wirksamkeit ist es dem Orthoform ebenbürtig. Es macht sensible Nerven, mit denen es in Berührung kommt, schnell unempfindlich gegen schmerzhafte Eingriffe. Dabei vertragen selbst sehr zarte Gewebe das Anaesthesin.[294]

---

[291] Vgl. F.-W. SYDOW (1987), S. 46.
[292] Vgl. FARBWERKE VORMALS MEISTER, LUCIS & BRÜNING (1903), S. 102f.
[293] Vgl. W. LÖSCHER (2006), S. 129.
[294] Vgl. FARBWERKE VORMALS MEISTER, LUCIS & BRÜNING (1903), S. 103.

5 Literaturverzeichnis

AMBERGER-LAHRMANN, Mechthild / SCHMÄHL, Dietrich (Hrsg.): Gifte. Geschichte der Toxikologie. Berlin 1988.

AMBERGER-LAHRMANN, Mechthild: Narkotika. In: AMBERGER-LAHRMANN, Mechthild / SCHMÄHL, Dietrich (Hrsg.): Gifte. Geschichte der Toxikologie. Berlin 1988, S.1-46.

ANAGNOSTOU, Sabine: Jesuiten in Spanisch-Amerika als Übermittler von heilkundlichem Wissen. Stuttgart 2000.

BEN-ZUR, Elisha: Die Geschichte der Lokalanästhesie unter besonderer Berücksichtigung der Entdeckung des Cocains. Diss. med. Zürich 1960.

BIBRA, Ernst von: Die narkotischen Genussmittel und der Mensch. Nürnberg 1855.

BRANDT, Ludwig (Hrsg.): Illustrierte Geschichte der Anästhesie. Stuttgart 1997.

BRANDT, Ludwig / FEHR, Gabriele: Eine Entdeckung in der Chirurgie. Die ersten Monate der modernen Anästhesie im Spiegel der deutschsprachigen Tagespresse. Wiesbaden 1996.

BRAUN, Heinrich: Über den Einfluss der Vitalität der Gewebe auf die örtlichen und allgemeinen Giftwirkungen lokalanästhesierender Mittel und über die Bedeutung des Adrenalins für die Lokalanästhesie. In: CHEMISCHE FABRIK AUF AKTIEN (Hrsg.) Lokalanästhesie durch Beta-Eucain in Verbindung mit Nebennierensubstanzen. Berlin 1905, S.5-11.

BRAUN, Heinrich: Über einige neue örtliche Anaesthetica (Stovain, Alypin, Novocain). In: Deutsche Medizinische Wochenzeitschrift. Nr.42 (1905), S.1667-1671.

BUESS, H.: Über die Anwendung der Koka und des Kokains in der Medizin. In: Ciba-Zeitschrift, Nr.92, Band 8, 1958, S.3070-3074.

BÜHLER, Alfred: Über Anbau und Verwertung der Kokapflanze. In: Ciba-Zeitschrift. Nr.92, Band 8, 1958, S.3046-3051.

DAUBLÄNDER, Monika: Lokalanästhesie in der Zahn-, Mund- und Kieferheilkunde. In: VAN AKEN, Hugo / NIESEL, Hans Christoph (Hrsg.): Lokalanästhesie, Regionalanästhesie, regionale Schmerztherapie. Stuttgart 2003, S.554-605.

DOSCH, Michael: Beiträge zur Geschichte der Therapie mit Lokalanästhetika. Diss. med. München 1976.

DOSCH, Peter: Lehrbuch der Neuraltherapie nach Huneke. (Procain-Therapie). Vierte durchgesehene und ergänzte Auflage, Heidelberg 1973.

ENGELMANN, Fritz: Ersatz des Cocains durch Eucain B bei der Bierschen Cocainisierung des Rückenmarks. In: Münchener Medizinische Wochenzeitschrift. Ausgabe vom 30. Oktober 1900, S.1531-1532.

ERIKSSON, Einar (Hrsg.): Atlas der Lokalanästhesie. Zweite, überarbeitete und erweiterte Auflage, Berlin / Heidelberg / New York 1980.

FARBWERKE HOECHST (Hrsg.): Die Therapie mit Novocain. Frankfurt a. M. 1952.

FARBWERKE VORMALS MEISTER, LUCIS & BRÜNING: Pharmaceutische Produkte der Farbwerke vormals Meister, Lucius & Brüning. Hoechst a.m. 1903.

FICHTNER, Gerhard: Index wissenschaftshistorischer Dissertationen (IWD). Verzeichnis abgeschlossener und in Bearbeitung befindlicher Dissertationen auf dem Gebiet der Geschichte der Medizin, der Pharmazie, der Naturwissenschaften und der Technik. Bd. 1: 1970–1980. Tübingen 1981. Bd. 2: 1981–1986. Tübingen 1987. Bd. 3: 1987–1992. Tübingen 1992.

FRIEDRICH, Christoph / Wolf-Dieter MÜLLER-JAHNKE: Von der Frühen Neuzeit bis zur Gegenwart. Eschborn 2005 (Geschichte der Pharmazie / R. Schmitz; 2), S. 540, S. 579f und S. 585f.

GEBHARDT, Heinrich: Grundriß der Pharmakologie, Toxikologie und Arznei-Verordnungsleere. 13. Auflage. München 1947.

GERSTE, Roland Dietmar: Die Entwicklung der Anästhesie im Spiegel der medizinischen Fachzeitschriften des 19. Jahrhunderts. Düsseldorf 1985; ursprünglich Diss. med. Düsseldorf 1985.

HAAS, Hans: Ursprung, Geschichte und Idee der Arzneimittelkunde. Band 1. Mannheim 1981.

HALL, Frank: Psychopharmaka – Ihre Entwicklung und klinische Erprobung. Zur Geschichte der deutschen Pharmakopsychiatrie von 1844 bis 1952. Hamburg 1997; ursprünglich Diss. rer. nat. Berlin 1996.

HÄRTEL, Fritz: Anleitung zur Schmerzbetäubung. Kurzes Lehrbuch der Lokalanästhesie, Allgemeinnarkose und sonstiger Anwendung der Betäubungsverfahren. Dresden / Leipzig 1936 (Medizinische Praxis. Sammlung für ärztliche Fortbildung; 21).

HAFERKAMP. Horst: Die Geschichte der Narkose. In: LANDSCHAFTSVERBAND WESTFALENLIPPE (Hrsg.) Blutiges Handwerk - klinische Chirurgie. Zur Entwicklung der Chirurgie 1750-1920. Münster 1989, S.49-59.

HELLNER, Hans: Schmerz und Schmerzbekämpfung. Stuttgart 1948.

HELMSTÄTTER, Axel / Jutta HERMANN / Evamarie WOLF: Leitfaden der Pharmaziegeschichte. Eschborn 2001.

HESSLER, Herbert: Die Entdeckung der Lokalanästhesie. Karl Koller – Sigmund Freud. Diss. med. Heidelberg 1970.

HILDEBRANDT, Rudolf: Über die Geschichte und Entwicklung der Lokalanästhesie. Dissertation zur Erlangung des Grades eines Doktors der Medizin, Düsseldorf 1951.

HOFFMANN, Karl-Dieter: Von der „heiligen Inka-Pflanze" zur illegalen Droge. In: PZ 140 (1995), S. 34–44.

HOPPE, Brigitte: Aus der Frühzeit der chemischen Konstitutionsforschung: die Tropanalkaloide Atropin und Cocain in Wissenschaft und Wirtschaft. In: Deutsches Museum 47 (1979), Heft 3. Anfänge der chemischen Erforschung der Solanaceen- und Cocaalkaloide, S. 9–29.

HÜGIN, Werner: Anaesthesia. Entdeckung, Fortschritt, Durchbrüche, Basel 1989.

ISSEKUTZ, Béla: Die Geschichte der Arzneimittelforschung. Budapest 1971, S. 219–231.

JANKOVIC, Danilo: Regionalblockaden & Infiltrationstherapie. 4., vollständig überarbeitete und ergänzte Auflage. Berlin 2008.

KARGER-DECKER, Bernt: Besiegter Schmerz. Geschichte der Narkose und der Lokalanästhesie. Leipzig 1984.

KEYS, Thomas E.: Die Geschichte der chirurgischen Anästhesie. Aus dem Amerikanischen übersetzt von Friederike Lehner, Heinrich Teuteberg und Sigrid Schramm (The History of Surgical Anesthesia. New York 1963). Berlin Heidelberg New York 1968.

KILLIAN, Hans: Lokalanästhesie und Lokalanästhetika zu operativen, diagnostischen und therapeutischen Zwecken. Stuttgart 1973.

KILLIAN, Hans: Geschichte der Lokalanästhesie. In: KILLIAN, Hans: Lokalanästhesie und Lokalanästhetika zu operativen, diagnostischen und therapeutischen Zwecken. Stuttgart 1973, S.3-18.

KNEER, Stefan: Die Entwicklung der zahnärztlichen Lokalanästhesie. Diss. med. Würzburg 1987.

KOLLER, Karl: Historische Notiz über die ersten Anfänge der Lokalanästhesie. In: Wiener Medizinische Wochenzeitschrift (1928), S.601-602.

KRÜSSMANN, Inge: Über die Geschichte der Lokalanästhesie. Diss. med. Duisburg 1947.

KUDELLA, Roman: Zur Geschichte der Lokalanästhesie in der Zahnheilkunde. Köln 1989 (Kölner medizinhistorische Beiträge; 52); ursprünglich Diss. med. dent. Köln 1989, S. 40–72.

LANDSCHAFTSVERBAND WESTFALENLIPPE (Hrsg.) Blutiges Handwerk - klinische Chirurgie. Zur Entwicklung der Chirurgie 1750-1920. Münster 1989.

LAUTENSCHLÄGER, Carl Ludwig: 50 Jahre Arzneimittelforschung. Stuttgart 1955, S. 393–403.

LEWIN, Louis: Die betäubenden und erregenden Genussmittel. Für Ärzte und Nichtärzte. Berlin 1924.

LIAKHOVITSKI, Mikhail: Einführung der Lokalanästhesie in die Zahnheilkunde in Russland im 19. Jahrhundert. Diss. med. dent. Leipzig 2007.

LÖSCHER, Wolfgang: Lokalanästhetika. In: LÖSCHER, Wolfgang / Fritz Rupert UNGEMACH, / Reinhard KROKER (Hrsg.) Pharmakotherapie bei Haus- und Nutztieren, 7. Auflage, Singhofen 2006, S.125-130.

LÜDERITZ, Berndt: Herzrhythmusstörungen. Diagnostik und Therapie. 5., völlig neu bearbeitete und erweiterte Auflage. Berlin 1998.

MAGDA, I.-I: Lokalanästhesie. Anleitung für Tierärzte. Jena 1960.

MAIER, Hans: Der Kokainismus. Geschichte / Pathologie. Medizinische und behördliche Bekämpfung. Leipzig 1926.

MENTE, Hans: Die Geschichte der Lokalanästhesie in der Zahnheilkunde. Greifswald 1922; ursprünglich Diss. med. dent. Greifswald 1921.

MEYER, Justus / Hans NOLTE (Hrsg.): Die Pharmakologie, Toxikologie und klinische Anwendung langwirkender Lokalanästhetika. Stuttgart 1977.

MEYER, Rüdiger: Gesundheitsschäden durch Crack: Erfahrungen mit der Cocaindroge. In: Pharmazeutische Zeitung 139 (1994), S. 9–14.

MEYER, Ulrich: Steckt eine Allergie dahinter? Die Industrialisierung von Arzneimittel-Entwicklung, -Herstellung und -Vermarktung am Beispiel der Antiallergika. Stuttgart 2002 (Greifswalder Schriften zur Geschichte der Pharmazie und Sozialpharmazie; 4); ursprünglich Diss. rer. nat. Greifswald 2001.

MORTON, Leslie T.: A Medical Bibliography (Garrison and Morton). An Annotated Check-List of texts illustrating the history of medicine. Fourth edition, London 1943.

MÜLLER–EBELING, Claudia / Christian RÄTSCH: Isoldes Liebestrank. Aphrodisiaka in Geschichte und Gegenwart. München 1986.

MÜLLER, Jürgen: Die Konstitutionserforschung der Alkaloide. Die Pyridin-Piperidin Gruppe. Stuttgart 1985 (QStGPh; 33); ursprünglich Diss. rer. nat. Marburg 1984.

MÜLLER-JAHNCKE, Wolf-Dieter / Christoph FRIEDRICH. Geschichte der Arzneimitteltherapie. Stuttgart 1996.

MÜLLER-JAHNCKE, Wolf-Dieter / Christoph FRIEDRICH / Ulrich MEYER: Arzneimittelgeschichte. 2., überarbeitete und erweiterte Auflage, Stuttgart 2005, S. 147–151.

MUTSCHLER, Ernst: Arzneimittelwirkungen. Ein Lehrbuch der Pharmakologie für Pharmazeuten, Chemiker und Biologen. Mit einführenden Kapiteln in die Anatomie und Physiologie. 3., vollständig überarbeitete und erweiterte Auflage, Stuttgart 1975, S. 144–150.

NIEMANN, Albert: Über eine neue organische Base in den Cocablättern. Göttingen 1860; ursprünglich Diss. phil. Göttingen 1860.

POVACZ, Fritz: Geschichte der Unfallchirurgie. Berlin 2007.

RAHN, Rainer: Zahnärztliche Lokalanästhesie. Bad Soden am Taunus 2003.

RÄTSCH, Christian / Jonathan OTT: Coca und Kokain. Ethnobotanik, Kunst und Chemie. Aarau 2003.

RAU, Silvia: Vom Coffein zum Furosemid. Entdeckung, Erforschung und Entwicklung der Diuretika im 19. Und 20. Jahrhundert. Mit einem Geleitwort von Peter Dilg. Frankfurt / Main 2001 (PhF; 4); ursprünglich Diss. rer. nat. Marburg 2000.

RIDDER, Paul: Chirurgie und Anästhesie. Vom Handwerk zur Wissenschaft. Stuttgart 1993.

RUPP, Barbara: Zur Geschichte der Anästhesie in der Zahnheilkunde unter besonderer Berücksichtigung der Zahn-, Mund- und Kieferklinik Mainz. Diss. med. Mainz 1978.

ROBINSON, Victor: Victory over pain. A History of Anaesthesia. New York 1946.

ROTH, Hermann J. / Helmut FENNER: Arzneistoffe. Struktur - Bioreaktivität - Wirkungsbezogene Eigenschaften. 3., überarbeitete Auflage, Stuttgart 2000.

SCHADEWALDT, Hans: Zur Vorgeschichte des Kokains. In: Hein, Wolfgang-Hagen (Hrsg.): Die Vorträge des Internationalen Pharmaziehistorischen Kongresses Basel 1979. Stuttgart 1981 (Veröffentlichungen der Internationalen Gesellschaft für Geschichte der Pharmazie e. V.; 50); S. 149–157.

SCHLEICH, Carl-Ludwig: Besonnte Vergangenheit. Lebenserinnerungen. (1858–1919). Berlin 1926.

SCHMIDBAUER, Wolfgang / Jürgen vom SCHEIDT: Handbuch der Rauschdrogen. Fünfte, überarbeitete Auflage, München 1975, S. 81–89.

SCHNEIDER, Wolfgang: Alfred Einhorn und die Entdeckung des Novocain. In: Die pharmazeutische Industrie 18 (1956), S. 85–88.

SCHOLZ, Albrecht: Die Wege zur Lokalanästhesie in der Zahnmedizin. In: Oralchirurgie Journal. 3/2005, S.40-43.

SCHULZ-STÜBNER, Sebastian: Regionalanästhesie und –analgesie. Techniken und Therapieschemata für die Praxis. Stuttgart 2003.

SCHWAMM, Brigitte: Atropa Belladonna. Eine antike Heilpflanze im modernen Arzneischatz. Historische Betrachtung aus botanischer, chemischer, toxikologischer, pharmakologischer und medizinischer Sicht unter besonderer Berücksichtigung des synthetischen Atropins. Mit einem Geleitwort von Rudolf Schmitz. Stuttgart 1988 (QStGPh; 49); ursprünglich Diss. rer. Nat. Marburg 1987.

SCHWARZ, H.-D.: Seit 100 Jahren: Kokain in der Augenheilkunde. In: Aus der Pharmazeutischen Industrie 9 (1984), S. 6.

SCHWEER, Thomas / Hermann STRASSE: Cocas Fluch. Die Gesellschaftliche Karriere des Kokains. Opladen 1994.

SEELIGSOHN, W.: Über Alypin, ein neues lokales Anästhetikum. In: Deutsche Medizinische Wochenzeitschrift. Nr.35 (1905), S.1396.

SIEDLER, Paul: Die chemischen Arzneimittel der letzten 113 Jahre. Mit Rückblicken auf die Entwicklung der wissenschaftlichen Chemie und Pharmazie. Für Apotheker, Ärzte und Chemiker. Berlin 1914.

SIMON, Otto: Erfahrungen mit Lokalanaesthesie durch Eukain und Eukain-Adrenalin. In: CHEMISCHE FABRIK AUF AKTIEN (Hrsg.) Lokalanästhesie durch Beta-Eucain in Verbindung mit Nebennierensubstanzen. Berlin 1905, S.16-18.

SNEADER, Walter: Drug Discovery. A History. Chichester 2005, S. 97–98 und 127–129.

SOKOLOW, Aleksander: Die Entwicklung der Anästhesie im geteilten Polen und das Echo in der Öffentlichkeit zwischen 1846 und 1860. Köln 1889 (Kölner medizinhistorische Beiträge; 52); ursprünglich Diss. med. dent. Köln 1889, S. 45.

SYDOW, F.-W.: Geschichte der Lokal- und Leitungsanästhesie. In: ZINGANELL, Klaus: Anästhesie – historisch gesehen, Berlin 1987, S.38-53.

TÄSCHNER, Karl-Ludwig / Werner RICHTENBERG: Kokain-Report. Wiesbaden 1982.

UNTERHALT, Bernard: Zur Geschichte des Cocains. In: PZ 143 (1998), S. 54.

VAN AKEN, Hugo / NIESEL, Hans Christoph (Hrsg.): Lokalanästhesie, Regionalanästhesie, regionale Schmerztherapie. Stuttgart 2003

VOGELER, Karl: August Bier. Leben und Werk. Zweite, verbesserte Auflage, München-Berlin 1942.

[WELLCOME HISTORICAL MEDICAL LIBRARY]: Current Work in the History of Medicine. An International Bibliography, Bd. 1ff., London 1954ff.

WERNING, Klaus (Hrsg.): Medizin für Apotheker. Ein Handbuch mit Grundwissen für die Praxis. Stuttgart 1987, S. 386.

WOLTERS, Bruno: Drogen Pfeilgift und Indianermedizin. Arzneipflanzen aus Südamerika. Greifenberg 1994.

ZART, Arthur: Zur Kenntnis des Eucain B. Zur Stereochemie in der Piperidinreihe. Diss. rer. nat. Berlin 1903.

ZEKKERT, Otto: Zur Geschichte des Drogenhandels. Eine Studie. Wien 1960.

ZEMAITIS, Mary: Literarische Zeugnisse aus der Geschichte der Anästhesie. Diss. med. Heidelberg 1957, S. 59–65.

ZAUNICK, Rudolph: Zur Vorgeschichte der Kokain-Isolierung: Der Dömitzer Apotheker Friedrich Gaedcke (1828–1890). Berlin 1956 (Beiträge zur Geschichte der Pharmazie und ihrer Nachbargebiete; 2), S. 5–16.

BEI GRIN MACHT SICH IHR WISSEN BEZAHLT

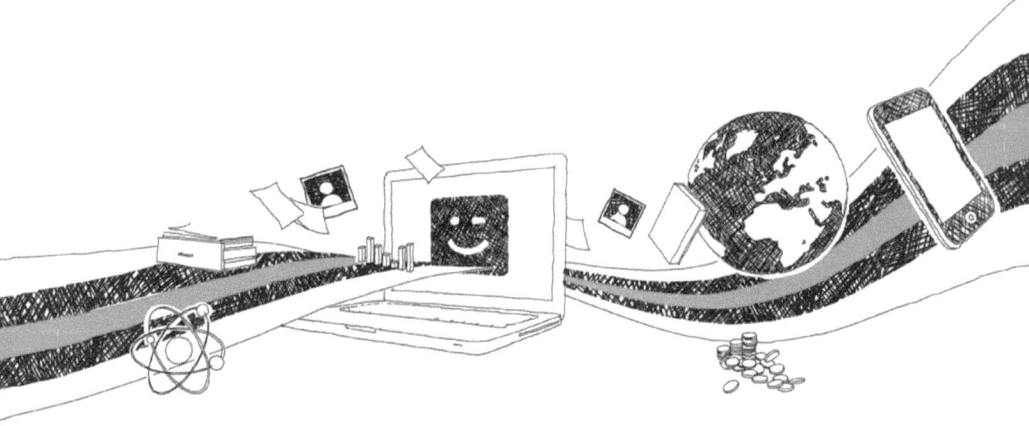

- Wir veröffentlichen Ihre Hausarbeit, Bachelor- und Masterarbeit

- Ihr eigenes eBook und Buch - weltweit in allen wichtigen Shops

- Verdienen Sie an jedem Verkauf

Jetzt bei www.GRIN.com hochladen und kostenlos publizieren

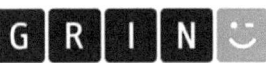